JAAP HUIBERS

KRÄUTER FÜR DIE ATMUNGS-ORGANE

Ursachen und
Behandlungsmöglichkeiten
von Husten, Schnupfen,
Halsweh, Bronchitis,
Lungenentzündung etc.

Mit Illustrationen
von Gerry Daamen

AURUM VERLAG
FREIBURG IM BREISGAU

Der Titel der bei Uitgeverij Ankh-Hermes bv, Deventer, erschienenen holländischen Originalausgabe lautet:
KRUIDEN VOOR DE ADEMHALINGS-ORGANEN.
Die deutsche Übersetzung besorgte ruth-elisabeth.

1. Auflage 1978
2. Auflage 1982
ISBN 3 591 08071 3

Gesamtherstellung:
Landsberger Verlagsanstalt Martin Neumeyer.
Printed in Germany.

Inhalt

Einleitung

Sie und ich und alle Menschen überhaupt sind unablässig dabei, etwas zu nutzen, was wir noch bis vor wenigen Jahren für ein unverfälschliches Allgemeingut gehalten haben – die *Luft*. Leider mußten inzwischen Sie und ich und alle Menschen überhaupt zu der bitteren Erkenntnis kommen, daß dies ein grober Irrtum war, daß man Luft nicht nur nutzen, d. h. gebrauchen, sondern sehr wohl auch *miß*brauchen kann. Die von uns so dringend benötigte Luft wird allmählich immer „anrüchiger". Vielleicht merken Sie schon, worauf ich hinauswill. Doch wäre es verfrüht, jetzt irgendwelche Schlüsse zu ziehen. Wir wollen vielmehr gemeinsam nach Lösungsmöglichkeiten unserer Luft(d. h. Atem-)probleme suchen.
Es geht hier also – wie Ihnen schon klargeworden sein dürfte – um die *Luftverschmutzung*. Wir müssen zunächst einmal festhalten, daß es sich dabei um ein Modewort handelt. Es läßt sich allerdings nicht leugnen, daß dieses Wort „Luftverschmutzung" doch den Nagel auf den Kopf trifft.
Die Luft ist für Mensch, Tier und Pflanze bestimmt. Bei Tier und Pflanze gibt es heute noch kaum Komplikationen. Der Mensch hingegen hat sich leider dazu hinreißen lassen, „unsere Luft" in lebensfeindlicher Weise zu verfälschen. Wer zählt die Bewohner von Industriegebieten (wo massenhaft Stäube und Abgase in die Luft geleitet werden), die sich buchstäblich ans Herz greifen, wenn sie morgens beim Aufstehen feststellen, daß der Tag neblig zu werden verspricht oder leichter Nieselregen eingesetzt hat, der zugleich mit Windstille verbunden ist? Luftverpestungen haben teilweise sogar zur Einrichtung von Meldestellen geführt, die man anrufen kann, wenn die Geruchsbelästigungen oder die Abgasdichte überhandnehmen. Dann wird versucht, mit gezielten Maßnahmen die Luftverschmutzung auf ein erträgliches Maß zu reduzieren.

Wenn bei uns „dicke Luft“ herrscht, dann nicht allein durch Emissionen von Fabrikationsbetrieben, sondern auch durch Autoabgase. Man kann den Polizisten nur bedauern, der gelegentlich noch auf einer Straßenkreuzung den Verkehr regelt. Im Dienst an seinen Mitmenschen wird er nämlich von all den vielen Schadstoffen, die wir in die Luft entlassen, förmlich vergiftet. Glücklicherweise wird man sich jetzt in zunehmendem Maße der Tatsache bewußt, daß es so nicht weitergehen kann, und man sucht nach Möglichkeiten, der starken Luftverpestung Einhalt zu gebieten. Es ist sehr anerkennenswert, daß in jüngster Zeit viele Industrieunternehmen weder den Arbeitsaufwand noch die (nicht unerheblichen) Kosten scheuen, Mittel und Wege für eine umweltfreundliche Abfallbeseitigung zu entwickeln und eine solche auch zu praktizieren.

Bis das „saubere“ Auto auf dem Markt ist, könnte man beispielsweise auch dieselölbetriebene Wagen fahren. Der Benzinmotor erzeugt bekanntlich wesentlich mehr Abgase als der Diesel. Wir würden das zwar mit einem etwas gemäßigteren Tempo unter Verzicht auf Raserei bezahlen müssen; aber andererseits kommt das letztlich ja unserer Gesundheit zugute.

Außer dieser – man könnte sagen externen – Form der Luftverschmutzung gibt es auch eine interne. Gemeint ist hier das Rauchen. Höchstwahrscheinlich ist das Zigarettenrauchen am schädlichsten. Das schließt jedoch nachteilige Folgen von Zigarren- oder Pfeifenrauch keineswegs aus. Das Rauchen ist also generell gefährlich; dennoch muß man gewisse Unterschiede machen. Grob eingeteilt gibt es zwei Arten von Rauchern:

1. Den Typ, der infolge von Spannungen, Streß oder Unbehagen raucht. Wenn er es nicht tut, fehlt ihm etwas.

2. Den Gelegenheitsraucher, für den das Rauchen nicht „lebenswichtig“ ist. Wenn er auf das Rauchen verzichtet, fühlt er sich nicht minder wohl als sonst.

Am gefährlichsten ist das Rauchen für die erstgenannte Gruppe. Für diese Menschen mit ihrem ohnehin angegriffenen Allgemeinbefinden ist das Rauchen ein zusätzlicher Belastungs- und Risikofaktor. Bei Menschen, für die das Rauchen ein Ventil, eine Form des Abreagierens darstellt, wird es eher zu Erkrankungen der Luftwege kommen als bei Leuten, die nur dann und wann einmal der Geselligkeit halber zur Zigarette greifen. Diesen Rauchertyp trifft man heute allerdings seltener an als früher. Wir erinnern uns vielleicht noch des biederen Bauern, der nach getaner Arbeit heiter und zufrieden über seinen Acker schritt und dabei sein Pfeifchen schmauchte. Er „belohnte" sich gewissermaßen mit ein bißchen blauem Dunst. Genau genommen ist dies freilich auch eine ungesunde „Belohnung", doch werden hier die Folgen nicht so gravierend sein wie beim gestreßten Städter, den Hektik und ständige Aufregung zum Kettenraucher gemacht haben. Gleichwohl, jeder Raucher sollte sich darüber klar sein, daß er seinem Körper mit der Qualmerei einen schlechten Dienst erweist. Das gilt ebenso für den von ihm „eingeräucherten" Nebenmann.

Außer diesen Luftverschmutzern gibt es heute einen weiteren Faktor, der mit dazu beiträgt, daß viele Leute Atembeschwerden haben. Gemeint ist die häufig unnatürliche Spannung, der zahlreiche Menschen ausgesetzt sind. Man lebt in einer ewigen Hetze, fühlt sich ständig angetrieben, was zur Folge hat, daß auch die Atemtechnik immer unnatürlicher wird. Darauf kommen wir später noch zurück.

Es gab mal eine Zeit – 50 bis 70 Jahre mag es her sein –, da war eine Erkrankung der Luftwege zum Volksfeind Nr. 1 geworden. Der Höhepunkt dieser Entwicklung dürfte um die Jahrhundertwende gelegen haben. Damals wurden ganze Familien von der „Auszehrung" (Tuberkulose) dahingerafft. Nun hat es zwar Tuberkulose immer gegeben, aber seinerzeit erlangte diese Krankheit in allen Gesellschaftsschichten ein nie gekanntes Ausmaß. Durch kausales (also ursächliches) Denken ließen sich vielerlei Gründe für diese Erscheinung ermitteln. Wenn wir jedoch analog zu denken vermögen, also in Vergleichswerten und Ähnlichkeiten, nicht auf die *Form,* sondern auf das *Wesen* bezogen, dann finden wir einen sehr deutlichen Zusammenhang zwischen dem Auftreten der „galoppierenden Schwindsucht“ Ende vorigen/Anfang diesen Jahrhunderts und dem Stand der Gestirne zu dieser Zeit. Damals kreuzte der Neptun das Tierkreiszeichen Zwillinge. Aus kosmischer Sicht bringt der Neptun immer eine Vernebelung und Auflösung der Dinge mit sich. Das Zeichen Zwillinge entspricht den Luftwegen. Die vom Neptun ausgehende Tendenz des Zerfalls kam also – bezogen auf unseren Körper – in den Luftwegen zum Ausdruck. Der Neptun im Zeichen Zwillinge führte folglich zur langsam verlaufenden Lungentuberkulose. Um die Jahrhundertwende trat dann jedoch eine Krankheitsform auf, die es zuvor kaum gegeben hatte und die auch danach nur noch selten beobachtet wurde: die „galoppierende Schwindsucht“. Dabei wird der normale, allmählich fortschreitende Krankheitsverlauf gewissermaßen aufgerüttelt und extrem beschleunigt. Die Tuberkulose bemächtigte sich des Körpers mit einer unvorstellbaren *Gewalt,* so daß ein Mensch, der heute noch völlig gesund schien, drei, vier Tage später bereits das Zeitliche gesegnet hatte. Auch dieser Prozeß verlief mehr oder minder synchron mit den kosmischen Vorgängen der damaligen Zeit, der Konjunktion (das ist die Stellung der Gestirne zueinander) des Planeten Pluto zum Planeten Neptun. Der Neptun verursachte die Zersetzungstendenz im Bereich der Luftwege (Zwillinge), und Pluto bewirkte während dieser Konstellationsphase die Gewalt, den stürmischen Krankheitsverlauf. Wer sich ausführlicher mit kosmischen Gesetzen und den Beziehungen zwischen Kosmos und Körper befassen möchte, lese mein Buch *Gesund sein mit Metallen.*

Heutzutage spielt die Tuberkulose nurmehr eine untergeordnete Rolle. Dafür treten um so häufiger (manchmal recht hartnäckige) Halskrankheiten, Asthmabeschwerden, Bronchialleiden und Er-

kältungskrankheiten auf. Die moderne Medizin verfügt über viele Arzneien gegen Erkrankungen der Luftwege. Häufig handelt es sich dabei allerdings um Medikamente, mit denen nicht die Wurzel des Übels behandelt wird, sondern es sind Mittel mit beruhigender und reizlindernder Wirkung. Will jemand aber wirklich wieder gesund werden, so ist ihm nicht mit Präparaten geholfen, die nur die Symptome irgendwelcher Krankheiten vertuschen und verschleieren. Husten beispielsweise ist im Grunde eine Art Notwehr des Körpers. Der Körper benutzt den Hustenreiz, um ein Übermaß an Schleim loszuwerden. Unterdrücken wir aber den Hustenreiz, so unterdrücken wir damit zugleich eine vom Körper als zweckmäßig und nützlich empfundene Aktivität. Statt den Hustenreiz zu unterdrücken, sollten wir lieber schleimlösende Mittel (z. B. Kräuter) verwenden, die das Abhusten des Schleimüberschusses erleichtern.
Haben wir jedoch erst einmal gelernt, das *Wesen* der sich in unserem Körper abspielenden Prozesse zu erkennen, werden wir sicher weitgehend auf Medikamente verzichten, die den tatsächlichen Bedürfnissen unseres Körpers entgegenwirken. Ich will in diesem Büchlein versuchen, allmählich zu den Wurzeln der Fakten vorzudringen, die Erkrankungen der Atmungsorgane auslösen können. Vielleicht läßt sich dadurch verdeutlichen, daß die Behandlung einer organischen Störung nicht so wichtig ist wie die Erkenntnis ihrer Ursache und entsprechend richtiges Verhalten. Denn es dürfte hinlänglich bekannt sein: Vorbeugen ist besser als heilen.
Oberstes Gebot ist, daß Sie und ich und alle Menschen überhaupt um die uns anvertraute Luft besorgt sind. Wir brauchen uns deswegen nicht gleich zu Umweltschutzfanatikern zu entwickeln. Es ist schon viel damit erreicht, daß wir die vielen kleinen Dinge beachten, die zur Luftverunreinigung beitragen. Wenn wir uns beispielsweise vor Augen halten, welch unheilvolle Wirkung allein schon das Teibgas der berüchtigten Sprühdosen – ganz abgesehen von ihrem Inhalt – auf unsere Atmosphäre

ausübt, dann ist es doch nicht so schwer, solche Übelstände abzuwenden. Denn im Grunde brauchen wir ja gar keine Sprays. Sind wir jedoch nicht bereit – *jeder in seinem Lebensbereich* –, etwas zur Besserung der derzeit so beängstigenden Lage beizutragen, könnte sich möglicherweise irgendwann einmal etwas in der Art abspielen, wie es Wim Sonneveld in seiner kabarettistischen Darbietung zum Ausdruck brachte: „Kennen Sie schon das neue Deo? Nein? Einfach toll, dieses Spray! Einmal pfffft und Sie sind weg! – Und keiner weiß, woher die Luft gekommen ist!" Aus satirischer Sicht eine grandiose Erfindung. Essentiell ist die Sache aber wohl ernster, als man auf den ersten Blick meinen sollte.

Ein Heilungsprozeß beginnt nicht in dem Augenblick, da Medikamente zur Anwendung kommen. Er beginnt schon viel früher an Orten und in Situationen, die wahrhaftig nichts mit Medizin zu tun haben. Wenn wir uns gemeinsam für die Reinhaltung der Luft einzusetzen versuchen, ist schon der erste Schritt zu einer besseren Kondition unserer Atmungsorgane getan.

1. Unsere Atmungsorgane als Umwandler kosmischer (göttlicher) Kraft

Der Anfang dieses Kapitels wird zumindest denjenigen unter Ihnen, die sich für gewöhnlich nicht so sehr mit beschaulichen oder philosophischen Themen beschäftigen, etwas kompliziert und überspitzt vorkommen. Viele Menschen werden auch hellhörig, ja argwöhnisch, wenn die Rede auf „kosmische Kräfte" kommt. Nicht zu Unrecht! Man erlebt ja häufig, daß besinnliche Reflexionen über kosmische Dinge in ziemlich wirklichkeitsferne Phantastereien ausarten. Das „Schweben in höheren Sphären" mag sicherlich für manche recht bestechend sein, aber solange wir noch dem Gesetz der Schwerkraft unterworfen sind, tun wir doch besser daran, mit beiden Beinen auf der Erde zu bleiben.

Sollte ich Ihnen damit aus der Seele gesprochen und die Gedanken getroffen haben, die Ihnen nach den ersten Zeilen dieses Kapitels gekommen sind, ist ja alles in bester Ordnung. Ich habe mich übrigens ganz bewußt zu dieser Kapitelüberschrift entschlossen – mit beiden Beinen auf der Erde.

Die folgenden Ausführungen sind einerseits auf den praktischen Menschen abgestimmt, andererseits will ich versuchen, das, was auf den ersten Blick etwas wunderlich-versponnen klingen mag, verständlich und verwertbar zu machen.

Ehe wir zum Kern des Themas, den Luftwegen, kommen, müssen wir uns fragen, was eigentlich unter diesem etwas „hochtrabenden", fast schon mystisch klingenden Begriff „kosmische Kräfte" zu verstehen ist.

Um das zu erklären, können wir im Grunde nur zweierlei machen – entweder wir schreiben einen kiloschweren Wälzer darüber, oder wir versuchen, den Kern, das Wesentliche, in einem einzigen Wort

zusammenzufassen. Der Charakter dieses Buches zwingt uns (glücklicherweise) zu letzterem.
Probieren wir's also.
Kosmische Kraft ist Liebe. Unbeweisbar aber wahr.
Kosmische Kraft ist ein Kummer- oder Gramgefühl. Unbeweisbar, aber von Zeit zu Zeit macht dergleichen uns doch allen zu schaffen – oder?
Kosmische Kraft ist entstehendes Leben. Noch immer läßt sich (glücklicherweise) nicht ganz erklären, wie Leben entsteht; desungeachtet basiert darauf der Fortbestand aller Kreatur.
Kosmische Kraft ist die Fähigkeit des Menschen, nachzudenken. Unbeweisbar, aber jeder weiß, was es ist.
Kosmische Kraft ist das Bestaunen sichtbarer Dinge. Auch das läßt sich nicht beweisen, obgleich es sich dabei um einen nicht ungewöhnlichen Vorgang handelt.
Kosmische Kraft ist das Erleben von Gesetzmäßigkeiten des Universums, an dem wir teilhaben. Kaum beweisbar und doch unleugbar.
Kosmische Kraft offenbart sich in unserem Leben immer wieder in Form all der Abläufe, von denen man sagt: „Es gibt mehr Dinge zwischen Himmel und Erde, als man denkt“ (d. h. als beweisbar ist).
Mit dieser letzten Formulierung nun dürfte sich der Begriff „kosmische Kraft“ erschließen lassen. Jeder denkende Mensch ist doch davon überzeugt, daß es viel Wesentliches gibt, was wissenschaftlich nicht bewiesen werden kann. Wir müssen uns allerdings auch immer vor Augen halten, daß die Nichtbeweisbarkeit eines Faktums nicht automatisch das Vorhandensein dieses Faktums ausschließt. Das große Dilemma wissenschaftlichen Denkens ist darauf zurückzuführen, daß man bestimmte Erscheinungen oder Vorkommnisse nur in die Forschung einzubeziehen wagt, wenn sie nachweisbar sind. Dies möge folgendes Beispiel deutlich machen: Strikt wissenschaftlich gedacht, läßt sich ein Begriff wie „Liebe“ nicht darstellen. Demnach dürfte es keine Liebe geben. Glücklicherweise wissen wir das besser.
Aber jetzt zu unseren Atmungsorganen. Sie setzen

– wie gesagt – kosmische Kraft um. Zur Durchleuchtung dieses Gedankens müssen wir vor allem festhalten, daß keine andere Körperfunktion so unmittelbar lebensbezogen ist wie das Atmen. Der Mensch kann geraume Zeit ohne zu essen und etwas weniger lange ohne zu trinken bestehen, aber ohne Sauerstoff, d. h. ohne zu atmen, hält er es nur wenige Minuten aus.

Nach der Geburt beginnen wir auch nicht zuerst mit dem Essen, sondern mit dem *Atmen.* Es ist die erste „Tat" des Menschen und auch seine letzte.

Zwischen dem ersten und dem letzten Atemzug des Menschen spielt sich sein (erfaßbares) Leben ab. Beim ungeborenen Kind sind bereits andere Körperfunktionen feststellbar; das einzige was noch fehlt, ist das Atmen. Herz, Nieren, Leber usw., alle Organe sind schon vor der Geburt tätig. Die „Inbetriebnahme" der Lungen hingegen stellt den großen Augenblick dar, den man als Beginn eines „selbständigen Lebens" bezeichnen kann. Die Lebensfähigkeit eines neuen Erdenbürgers ist also in erster Linie von der Funktionstüchtigkeit der Lungen abhängig. Der Moment der Geburt ist folglich die erste Konfrontation eines eigenständigen irdischen Wesens mit den ungeschriebenen Gesetzen des Universums (des Natürlichen, des Kosmischen). Diese Konfrontation wird gewissermaßen „verkörperlicht" durch den ersten Atemzug.

Die Atmung ist, genau betrachtet, etwa ganz Besonderes. Atmen heißt *selbständig* leben. Durch die Atmung sind wir Dingen verbunden, die man als Exponenten dessen bezeichnen könnte, was man Leben nennt. Dies verdeutlich auch unsere Sprache. Jemand, dessen Leben bedroht ist, fühlt sich beengt, „es drückt ihm die Luft ab". Ebenso hört man häufig die Redewendung, „er hielt vor Schreck den Atem an" oder „da bleibt einem ja die Luft weg" und „es verschlug ihr direkt den Atem". Wenn die Freiheit des Lebens in Gefahr gerät, drückt man dies offensichtlich mit Hilfe der Begriffe „Luft" oder „Atem" aus. Atmen und leben gehören also zusammen. Aber inwieweit wird durch das Atmen nun kosmische Kraft umgesetzt?

Der Mensch besteht aus einem stofflichen Anteil und einem nichtstofflichen, der gewöhnlich als „Geist“ bezeichnet wird.
Die Existenz menschlichen Geistes dürfte kaum angezweifelt werden, wenngleich diese Form „menschlichen Seins“ nicht sinnhaft erfaßbar ist. Der stoffliche Anteil des Menschen wird mit stofflichen Dingen, den Lebensmitteln, ernährt. Um den Körper zu einer Aufbereitung und Verwertung dieser stofflichen Dinge zu befähigen, braucht er Atem bzw. Luft. Mittels des Atems stehen wir ständig mit dem Universum, dem All, dem Kosmos, in Verbindung. Der Atem ist am stärksten auf die Situation des Kosmos bezogen.
Die Atemfunktion des Menschen entspricht ganz den kosmischen Vorgängen. Das Weltall ist wie ein riesiges Mobile; alles ist ständig in Bewegung. Ganz ähnlich liegen die Dinge beim Atmen. Einatmen und Ausamten sind kosmischen Prozessen vergleichbar wie beispielsweise Sommer und Winter, Tag und Nacht, Neumond und Vollmond, Trockenperiode und Feuchteperiode etc.
Mit dem Atemholen entziehen wir dem Kosmos Kraft, die uns einen Aufbau ermöglicht. Das Ausatmen erfüllt die Reinigungsfunktion; hierbei werden die Rückstände der Umsetzung entfernt.
Unser Atemrhythmus ist ein Abbild des „großen Rhythmus“, dem wir eng verbunden sind. Leider sind sich mit fortschreitender Zeit immer weniger Menschen dieser Vorgänge bewußt. Man lebt kaum mehr in Übereinstimmung mit den Naturgesetzmäßigkeiten und läßt sich statt dessen durch die Erfindungen unseres Gehirns hinters Licht führen. Das Göttlichste im Menschen ist sein Denkvermögen. Wir halten uns nur zu wenig vor Augen, daß diese göttliche Fähigkeit zugleich die teuflischste ist, die man sich beim Menschen vorzustellen vermag.
Durch Denkprozesse können wir uns den kosmischen Gesetzmäßigkeiten anpassen; wir können uns ihnen gleichwohl ebensogut entziehen – zumindest für eine gewisse Zeitspanne und mit den entsprechenden Folgen. In beiden Fällen steht das

Atmungsvermögen auf der Grenze zwischen zwei Welten.
Das Atmen vermittelt zwischen Geist und Körper. Im nächsten Kapitel gehe ich noch ausführlicher darauf ein, welche Beziehung besteht zwischen der Atemtechnik eines Menschen und dem Grad der Übereinstimmung seiner Lebensweise mit den kosmischen Gesetzmäßigkeiten.
Zum Schluß wollen wir noch einige Hintergründe von Hals-, Bronchial- und Lungenbeschwerden ausleuchten. Es hat keinen Sinn, sich auf die Behandlung der leidigen Krankheitssymptome zu beschränken. Wir müssen vielmehr bei der Wurzel des Übels ansetzen. Und die Ursache eines körperlich zum Ausdruck kommenden Symptoms finden wir in einem großen Schema, von dem der Körper einen Teilbereich einnimmt. Symptome können gleichermaßen auch auf seelischem Gebiet zum Ausdruck kommen oder in unseren Lebenumständen (also auf sozialer Ebene). Nicht selten erweist sich eine körperliche Krankheitserscheinung als Folge von Schwierigkeiten nichtkörperlicher Art. So vielgliedrig wie unser Leib ist auch unsere Psyche. Zwischen diesen beiden Bereichen besteht auf der Basis der Analogie Übereinstimmung.

Lungen und Bronchien

Menschen, die mit diesen Organen Last haben, tendieren zu psychischer *Beweglichkeit.* Wir können diesen Typ mit einem Wort als „Übermittler" charakterisieren. Er ist im allgemeinen stark rational eingestellt. Allerdings ist es für ihn recht schwierig, die *Konsequenzen* zu verarbeiten, die sich aus den geknüpften Kontakten ergeben, um die der Betreffende im Grunde gar nicht verlegen ist. Einerseits sucht ein solcher Mensch sie zwar, andererseits ist er jedoch empört, daß er von seiner Umgebung fortwährend behelligt und nie in Ruhe gelassen wird. Das kann zu einem etwas zynischen Verhalten führen. Der Betreffende sucht den Mitmenschen wohl, stößt ihn aber gleichzeitig durch entsprechendes Benehmen auch wieder ab. Dadurch

ändert sich das Verhalten der kontaktierten Personen, und der Betroffene gewinnt mit der Zeit den Eindruck, von niemandem recht verstanden zu werden. Eine solche psychische und umständemäßig bedingte Disharmonie kann sich körperlich in einer verminderten Atemfunktion äußern. Solche „Austauschstörungen" auf der Ebene von Psyche und Umständen entsprechen der „Austauschfunktion" der Lungen. Ebenso wie man mit der Verarbeitung selbst gesuchter Beziehungen nicht fertig wird, verkraftet die Lunge nur schwer den (nötigen) Kontakt mit der „anderen Welt" (Luft). Man muß also bei Lungenbeschwerden immer der Frage nachgehen, auf welche Weise die zahlreich gewonnenen Eindrücke verarbeitet werden. Heilen Sie Ihre Lungen dadurch, daß Sie die Konsequenzen aus den selbstverschuldeten Verhältnissen ziehen. Es ist besser, weniger Kontakte zu knüpfen und diese zu *vertiefen,* als eine ganze Menge oberflächlicher Beziehungen aufzunehmen. Ein ruhiges, *tiefes* Durchatmen kräftigt ja auch mehr als häufige, flache Atemzüge.
Naturgemäß gibt es zahlreiche Varianten des oben geschilderten Grundschemas. Wir müssen nur akzeptieren, daß die Ursachen von Krankheitssymptomen nicht ausschließlich körperlicher Natur oder durch Bakterien bzw. Viren hervorgerufen sind. Letztere mögen Krankheiten auslösen; die eigentliche Wurzel des Übels jedoch liegt anderswo.

Hals- und Nasenbeschwerden, Erkältung und Grippe

Für die Medizin ist es eine feststehende Tatsache, daß Halsentzündungen und Erkältungskrankheiten durch Bakterien oder Viren verursacht werden. Im Grunde aber sind Bakterien und Viren nichts anderes als auslösende Elemente. Die wirkliche Ursache wurzelt in unserer Lebensweise. Erkrankungen von Hals und Nase, Erkältung und Grippe, sind de facto *Reinigungsbestrebungen* unseres Körpers.

Wovon muß der Körper denn gereinigt werden? fragen Sie jetzt sicher.
Nun, von *Harnsäure*. Über die Gefahren des Harnsäureüberschusses im Körper könnte man ein ganzes Buch schreiben. Kurz gesagt läuft es darauf hinaus, daß bestimmte Lebensmittel im menschlichen Organismus zu einer saueren Reaktion führen, d. h. zu Harnsäurebildung. Andere Lebensmittel sind Basenbildner; und diese Basen neutralisieren die Harnsäure. Wenn wir nun zu wenig basenbildende Lebensmittel zu uns nehmen, kommt es zu Harnsäureüberschuß im Blut. Ist der Körper zum Abbau der Harnsäure außerstande, speichert er sie in Muskeln und Gelenken – es bilden sich die sogenannten Harnsäuredepots.
Bei starker Erkältung oder Grippe stellt sich Appetitlosigkeit ein; der Kranke fastet. Das Fieber bewirkt eine gesteigerte Transpiration. Die Harnsäure wird aus den Depots wieder dem Blut zugeführt. Von dort aus wird sie dann mittels Urin und Schweiß ausgeschieden.
Aus dem in letzter Zeit beängstigend steigenden Fleisch-, Alkohol- und Kaffeekonsum läßt sich mit Fug und Recht die große Zahl der Erkrankungen unserer Atemwege erklären. Die genannten Lebens- und Genußmittel sind nämlich die wichtigsten Harnsäurebildner. Gemüse, Obst und teilweise auch Getreide-, d. h. Vollkornerzeugnisse hingegen zählen zu den Basenbildnern. Wenn man sich zu einer gesunden Lebensweise entschließt, d. h. auf Fleisch, Eier, Alkohol, Kaffee, Tee, Schokolade und Feingebäck verzichtet, wird man nach einer Übergangswoche des Unbehagens merken, wie die Lebenskräfte wiederkehren und zwar in einem wahrhaft ungeahnten Ausmaß.
Wenn wir bereit sind, uns durch eine kritische Woche durchzukämpfen und uns dann auch weiterhin gesundheitsbewußt zu ernähren, wird die Anfälligkeit gegen alle Erkältungskrankheiten der Vergangenheit angehören. Wie wir im 6. Kapitel noch sehen werden, ist unser Falschdenken dafür verantwortlich zu machen, daß wir oft von einer richtigen Ernährung abweichen.

2. Verschiedene Arten der Atmung

In der Einleitung eines leider vergriffenen holländischen Buches von Milla Cavin über Atemtechnik finden wir u. a. den Satz: „Falsche Spannung führt zwangsläufig zu schlechter Leistung."
Dieser treffende Ausspruch gilt selbstredend für alle Lebensbereiche – ganz besonders allerdings für unsere Atmungsorgane, die ja ständig in Bewegung, d. h. einem Dauerleistungszwang unterworfen sind. Viele unserer Zeitgenossen leben unter derart aufreibenden Umständen, daß von einer echten Entspannung kaum die Rede sein kann. Daß der Mensch Leistungen erbringt, kann nicht schaden. Mörderisch hingegen ist die Spannung des Leistungs*zwanges,* des eisernen *Muß,* Aufgaben zu erfüllen, mit denen der Betreffende vielleicht sogar überfordert ist. Betätigung als solche ermüdet nicht, wohl aber die damit verbundene Spannung. Unser Leben ist reich an „falschen Spannungen", und das wirkt sich natürlich auf unseren Gesundheitszustand, auf unsere Gesamtkonstitution, recht nachteilig aus. Wer zählt heute noch die Streßfolgeschäden? Auch unsere Atmungsorgane haben unter dem Streß zu leiden.
Im Niederländischen gibt es eine Redewendung, die typisch für eine solche Situation ist. Man sagt da, „ich ringe um Luft (fürchte), den gutbezahlten Posten zu verlieren". Hier zeigt sich deutlich die Verbindung von Atem (Luft) einerseits und „falscher Spannung" (materiellem Vorteil) andererseits. Ein Mensch, der sowohl seinen Lebensumständen nach als auch psychisch „angespannt" ist (unter Spannung steht), ist nicht in der Lage, entspannt zu atmen.
„Falsche" Spannungen beeinflussen stets den natürlichen Atemrhythmus. Wenn etwas geschieht, was sich nicht mit dem natürlichen Gang der Dinge vereinbaren läßt, schauen wir „atemlos" zu, wie die Sache ausgeht. Sobald wir uns jedoch solcher

„falschen“ Spannungen bewußt werden, ist schon der erste Schritt auf dem Wege zum entspannten Atmen getan.
Der zweite Schritt besteht darin, unsere Lebensumstände in Ordnung zu bringen – worunter zu verstehen ist, daß jede falsche Spannungen erzeugende Tätigkeit auf ein Minimum reduziert werden sollte. Hier sei gleich daran erinnert, daß viel Geld verdienen keineswegs das ist, was man sich als Leistungslohn tatsächlich wünscht. Wünschen tut man sich *Lebensglück* – und das läßt sich gottlob nicht käuflich erwerben.
Der dritte Schritt auf dem Wege zu einer guten Atemtechnik besteht darin, sich ein kleines Kind zum Vorbild zu nehmen, ein Baby, das friedlich in seinem Bettchen schlummert. Wenn wir ein solches Kind genau beobachten, werden wir feststellen, daß alles an ihm entspannt ist – der Gesichtsausdruck, die Gliedmaßen; vor allem aber das Atmen ist beispielhaft für eine totale Entspannung. Wir sehen, daß das Kind von der Körpermitte her atmet. Zwischen Brust- und Bauchhöhle befindet sich ein dünner Muskel, *Zwerchfell* genannt, der von fundamentaler Bedeutung für eine gute Atmung ist. Das Zwerchfell reagiert sehr stark auf psychische Erregungen. Ein verkrampftes Zwerchfell jedoch führt zwangsläufig zu schlechter Atmung.
Die Kunst des richtigen Atmens beginnt also beim Zwerchfell. Es ist nicht Sinn dieses Kräuterbüchleins, auf diese Materie näher einzugehen. Hier soll lediglich auf den Ansatzpunkt verwiesen werden, von dem aus die weitere Entwicklung erfolgt. Wer an der Wiedererlangung einer richtigen Atemtechnik interessiert ist, greife zu einem der wirklich ausgezeichneten Bücher über diese Thematik.

Wie atmet man richtig? Einige Hinweise

1. Beginnen Sie bei den Atemübungen stets mit einer Entspannung des Zwerchfells. Das läßt sich

beispielsweise durch eine „Lachübung“ erreichen. Wenn Sie mehrmals hintereinander „ha, ha, ha“ sagen oder – besser noch – sonor vor sich hinsingen, führt das zu einem flexiblen, entspannten Zwerchfell. Wichtig bei dieser Übung ist, daß Sie ganz bewußt nicht mit dem „Hals“, sondern mit dem „Bauch“ singen.

2. Üben Sie danach das richtige Ausatmen. Atmen Sie kräftig durch den Mund aus, und lassen Sie dann die Luft „von selbst“ (bei geöffnetem Mund) durch die Nase ein (mehrmals durchführen, langsam einatmen).

3. Ausatmen in einer bestimmten Tonlage unter Verwendung der verschiedenen Vokale. Versuchen Sie dabei, so langsam und gleichmäßig wie möglich auszuatmen. Eine ausgezeichnete, allerdings recht schwierige Übung ist das Ausatmen auf „fft“ (mit auf der Unterlippe liegenden Zähnen oder mit vorgewölbten Lippen). Dabei bläst man eine brennende Kerze an. Der ausgeatmete Luftstrom soll so gleichmäßig sein, daß das Flämmchen eine konstante Schrägstellung einnimmt und nicht unruhig flackert.

4. Beginnen Sie Ihren Tag mit sieben in der geschilderten Technik durchgeführten, tiefen Atemzügen am offenen Fenster oder auf dem Balkon.

5. Kontrollieren Sie mehrmals täglich, ob Sie entspannt atmen oder sich mit einem verkrampften Zwerchfell schwertun. Kurz entspannen, ein paarmal lachen oder kräftig gähnen – das wirkt Wunder.

6. Vermeiden Sie zu voluminöse Mahlzeiten. Ein überladener Magen ist Gift für das Zwerchfell. Wir fühlen uns dabei wie ausgestopft und beengt. Selbst das Herz wird in Mitleidenschaft gezogen.

7. Versuchen Sie vor allem, psychisch eine harmonische, entspannte und zufriedene Einstellung zu den Dingen anzunehmen. Atemübungen durchzuführen und dabei an einen Kollegen zu denken, der Ihnen justament einen lukrativen Job vor der Nase weggeschnappt hat, ist wenig sinnvoll, da dann das körperliche Tun nicht durch eine entsprechende Geisteshaltung unterstützt wird.

3. Verwendung von Heilkräutern

Es wird immer wieder behauptet, die Heilwirkung von Kräutern beruhe ausschließlich auf Suggestion. Das ist – sofern es stimmt – eine großartige Sache, wenn man bedenkt, daß Heilkräuter keine unliebsamen Nebenwirkungen zeigen. Und das läßt sich von 90 Prozent der von der Schulmedizin verordneten Medikamente leider *nicht* sagen.

Nun haben Untersuchungen (u. a. an der Reichsuniversität zu Utrecht) bewiesen, daß es tatsächlich einen Placebo-Effekt gibt; d. h., daß ein Patient nicht ausschließlich auf die verabreichten Substanzen reagiert, sondern daß auch die Form, in der ein Mittel angeboten wird, den Heilungsprozeß beeinflußt. An sich versteht man unter Placebo ja einen Ersatz, einen Austauschstoff. Eine Pille oder Tablette sieht äußerlich dem Originalmedikament zum Verwechseln ähnlich, nur fehlt der Wirkstoff. Auf diese Weise lassen sich interessante Versuche durchführen.

So hat sich beispielsweise herausgestellt, daß viele Patienten auf ein Placebo genauso reagieren, wie auf die entsprechende Arznei. Ferner konnte man feststellen, daß sich der Zustand einiger Kranker nach einem scheinbaren Wechsel des Präparats trotz Zuführung der gleichen Wirkstoffe merklich verschlechterte. Auch die Form (Pillen, Tabletten, Pulver, Tropfen usw.), in der Medikamente verabfolgt werden, spielt im gesamten Genesungsprozeß eine nicht unbedeutende Rolle.

Dies alles gilt gleichermaßen für die Heilkräuter. Man kann sie ja auch in verschiedener Form verwenden, als Tee beispielsweise, in Form von Tinktur, Tabletten oder als frisches Kraut. Der eine reagiert gut auf Tabletten, die von einer bestimmten Pflanze hergestellt sind, beim anderen wirkt die Tinktur des gleichen Krautes besser. Das muß

man immer berücksichtigen. Am häufigsten nimmt man heutzutage Tees oder Tinkturen. Noch relativ jung ist die Kräutertablette.
Bei der Entscheidung für diese oder jene Form der Verabreichung eines pflanzlichen Präparats hat man stets die Wesensart des Patienten bzw. der Patientin in Betracht zu ziehen. Auch das suggestive Moment spielt zweifellos eine gewisse Rolle. An sich sind das alles keine Gründe für eine negative Bewertung, denn in Abwandlung der bekannten Redensart kann man hier ohne weiteres sagen, daß der Zweck die Form heiligt. Es ist ein Irrtum, zu glauben, man müsse erst einmal beweisen, daß eine Pflanze heilwirksam ist und aufgrund welcher Substanzen. Es geht hier ja nicht darum, daß sich dieses oder jenes Kräutlein als wirksam „legitimiert", sondern daß es dem Menschen aus seinen Schwierigkeiten heraushilft. So kann es denn durchaus vorkommen, daß eine bewährte Heilpflanze, mit der jahrelang beste Erfolge erzielt wurden, bei einer bestimmten Person durchaus nicht die erwarteten Wirkungen erbringt. Das braucht nicht auf einer falschen Verschreibung zu beruhen, sondern kann u. a. schlicht daran liegen, daß sie in einer falschen Form verabreicht wurde. Wir müssen uns beim Einnehmen von Kräuterprodukten stets fragen, ob uns auch die Form entspricht, in der wir sie verwenden. In großen Zügen läßt sich aufgrund praktischer Erfahrungen in etwa sagen, daß die *Erd-* und *Wasserzeichen* (vom astrologischen Standpunkt aus) besser auf Kräutertee (aus der getrockneten Pflanze bereitet) reagieren als die *Feuer-* und *Luftzeichen,* die im allgemeinen besser auf Kräutertinkturen ansprechen. Wohlbemerkt, das muß nicht so sein, denn allein ausschlaggebend ist ja die gesamte Wesensart des Menschen.
Erläutern wir das einmal: Erdzeichen sind Stier, Jungfrau und Steinbock; Wasserzeichen sind Krebs, Skorpion und Fische; Feuerzeichen sind Widder, Löwe und Schütze; Luftzeichen sind Zwillinge, Waage und Wassermann. Die Luftzeichen, insbesondere die Waage, neigen sowohl zu Tinkturen

als auch zu Kräutertees – und zwar in Abhängigkeit von der jeweiligen Persönlichkeitsstruktur.
Eine andere Einteilung ist die in einen „nervösen" und einen „sachlichen" Menschentyp. Der nervöse Typ spricht besser auf Kräutertee an, der sachliche hingegen empfindet die Kräuterinktur als angenehmer.
Wenngleich dies nur allgemeine Hinweise sind, so kann man sie doch als Richtschnur nehmen. Man sollte allerdings nicht versäumen, einmal die verschiedenen sich bietenden Möglichkeiten versuchsweise zu nutzen. Solche Erfahrungen tragen ja zur Bereicherung der Erkenntnisse auch auf diesem Gebiet bei.
Nun wollen wir auf den Gebrauch der einzelnen Anwendungsformen eingehen.

Der Kräutertee

Vom getrockneten Kraut oder einer Kräutermischung kann man einen Tee bereiten.
Man nehme einen Eßlöffel getrockneter Pflanzen (oder Pflanzenteile) auf gut drei Tassen (d. i. ein halber Liter) Wasser. Die Teeblätter gebe man in ein *Keramik*gefäß (niemals Metall verwenden, da sich dadurch chemische Veränderungen ergeben können), übergieße sie mit dem kochenden Wasser und lasse das Ganze 15 bis 20 Minuten ziehen. Dann siebe man die Blätter ab, wodurch man die klare Flüssigkeit (ohne Blätter) erhält. Diese kann man an einem kühlen, dunklen Platz einen Tag aufbewahren, so daß man in einem Arbeitsgang die den ganzen Tag über benötigte Teemenge vorbereiten kann. Im allgemeinen nimmt man dreimal täglich eine Tasse Kräutertee jeweils eine Viertelstunde vor den Mahlzeiten.

Die Kräutertinktur

Unter Tinktur versteht man einen alkoholischen Auszug. Die Herstellung einer Kräutertinktur ist nicht ganz einfach, da sie eine genaue Kenntnis des richtigen Alkoholprozentsatzes, der nicht für alle Pflanzen gleich ist, und sonstiges Fachwissen voraussetzt. Von der Tinktur benötigt man meist fünf bis fünfzehn Tropfen auf einen Eßlöffel Wasser. Man nimmt sie – wie den Tee – eine Viertelstunde vor den Mahlzeiten.

Die Kräutertablette

Es gibt Kräuter, die sich zur Tee- oder Tinkturzubereitung nicht eignen. Sie werden pulverisiert und in Tablettenform gepreßt. Häufig finden wir hier „Kompositionen", d. h., aus mehreren Kräutern zusammengesetzte Tabletten, von denen eines allerdings in der Regel überwiegt. Man nimmt im allgemeinen dreimal täglich eine Tablette etwa eine Viertelstunde vor der jeweiligen Mahlzeit. Die Tablette wird gut zerkaut und mit etwas Wasser getrunken.

Die Dosierung

Die Dosierung der einzelnen Kräuter kann von Fall zu Fall sehr unterschiedlich sein. Die hier genannten Richtwerte sind somit praktisch für alle Ausnahmen offen. Es sind Fälle bekannt, in denen beispielsweise schon mit einmal täglich einem Tropfen der erwünschte Effekt erzielt wurde. Da Kräuter – abgesehen von einigen wenigen Ausnahmen – keinerlei Nebenwirkungen hervorrufen, kann man nach eigenem Ermessen (Intuition) handeln, um die richtige Dosierung selbst zu ermitteln. Man beginnt am besten mit einer Standardmenge. Bleibt die erhoffte Wirkung dann aus, so *verringert* man die Dosis. Das mag merkwürdig klingen, da die Meinung vorherrscht, „viel müsse viel heilen". Das ist aber ein großer Irrtum. Ich komme darauf noch in dem Abschnitt über die Homöopathie zurück. Erweist sich auch eine minimale Dosis als unwirksam, kann man

die Menge steigern bis zu viermal zwanzig, in manchen Fällen fundundzwanzig Tropfen Tinktur.
Als weitere Faustregel mag gelten, daß in akuten Fällen häufigere Verabreichung einer Dosis erforderlich ist, während man bei chronischen Leiden sehr sparsam dosieren sollte.
Es kann nicht schaden, verschiedene Kräuterpräparate nebeneinander einzunehmen, sofern man dies nicht gleichzeitig tut. Man kann aber beispielsweise vor der Mahlzeit die eine Kräutertinktur nehmen, die andere dann vielleicht eine oder zwei Stunden nach der Mahlzeit. Man darf ja dem Körper nicht zu viele „Eindrücke" zumuten. Er wird dadurch sonst irritiert und weiß nicht, wie er letztlich reagieren soll. Unser Körper ist nun mal keine Maschine. Und selbst eine Maschine versorgt man nicht mit zweierlei Öl. Aber bei den vom menschlichen Hirn ersonnenen Erfindungen kennt man sich ja aus; bei den natürlichen Geschöpfen hingegen hapert es damit oft ganz beträchtlich. Darüber braucht man sich freilich nicht zu wundern, denn die Funktionen einer Maschine sind leichter zu überschauen als die eines so komplizierten Wesens, wie der Mensch als Ganzes es ist.
Dennoch sind auch die (kosmischen bzw. natürlichen) Gesetzmäßigkeiten, nach denen der Mensch lebt, zu ermitteln. Wozu haben wir denn unseren Verstand bekommen? Leider verplempern wir ihn nur allzuoft mit nebensächlichen und im Grunde recht belanglosen Dingen. Lassen Sie das Verstandesdenken nie zum Selbstzweck werden! Sehen Sie auch im Verstand immer nur ein Element des großen Ganzen: des Menschen.
Die richtige Verwendung unserer Kräuter beruht einerseits auf alten Überlieferungen, die neu entdeckt und offenbar heute wieder hochaktuell sind, andererseits auf der Kenntnis natürlicher Gesetzmäßigkeiten. Wir finden solche Gedanken schon im Alten Testament, im Buche „Der Prediger Salomo" und beenden mit ihnen dieses Kapitel.
Das Zitat führe ich nicht ohne Grund an. Das Interesse an der Heilkunde früherer Jahrhunderte

beweist zugleich eine lebensnahe Geisteshaltung. Beachten Sie im Hinblick auf die Verwendung von Kräutern stets, daß

„ein jegliches seine Zeit hat, und alles Vornehmen unter dem Himmel seine Stunde hat“ (Prediger 3,1). Aber beachten Sie auch, daß es gegen Ende des gleichen Kapitels heißt: „Was geschieht, das ist zuvor geschehen, und was geschehen wird, ist auch zuvor geschehen; und Gott sucht wieder auf, das vergangen ist.“

Die Wiederorientierung an der Naturheilkunde verflossener Jahrhunderte ist also gar nicht etwas so Ausgefallenes, geschweige denn eine Alternative zur modernen Medizin! Sie gehört gewissermaßen zum „Lauf der Dinge“; die Geschichte wiederholt sich immer und immer wieder.

Bestimmen Sie zur rechten Stunde die Verwendung „Ihres“ Krautes, und es wird Ihnen zum Heil gedeihen.

4. Einige Heilpflanzen für unsere Atmungsorgane

Thymian (Thymus vulgaris)

Es dürfte bei uns in den Niederlanden kaum einen Menschen geben, der den altvertrauten Thymiansirup nicht kennt. Er zählte zum ersten, woran man früher dachte, wenn jemand erkältet war, unter Halsschmerzen litt oder Husten hatte – dann ganz besonders. Oft hörte man: „Nimm mal schnell ein bißchen Thymiansirup, damit sich der Schleim löst."

Thymiansirup wirkt tatsächlich schleimlösend und unterstützt die Wirkung der Hustenreaktion des Körpers. Ein starker Husten kann äußerst unangenehm sein, und doch ist er sehr nützlich, da er bewirkt, daß die Luftwege vom überflüssigen Schleim befreit werden. Wenn wir also ein schleimlösendes Mittel einnehmen, kommt es zu einem leichteren Abhusten, und schließlich sind wir den „lästigen Gesellen" ganz los; denn sobald die Luftwege wieder durchgängiger sind, hört der Husten von selbst auf. Heute setzt man dem Thymiansirup vielfach Codein zu; manche Fachärzte halten dies für unerläßlich. Codein *unterdrückt* den Hustenreiz. Insofern wirkt dieser Stoff den natürlichen Abwehrmaßnahmen des Körpers direkt entgegen.

Thymian ist vor allem bei quälendem Husten, bedingt durch starke Verschleimung der Luftwege, angezeigt – bei Husten also, der sich grundsätzlich vom sogenannten „Reizhusten" unterscheidet. Zwischen den Erscheinungsformen des Thymians und den Hintergründen einer Verschleimung der Luftwege gibt es eine gewisse Übereinstimmung. Thymian ist sehr aromatisch. Sein Duft hat etwas „Vielversprechendes", etwas „Verheißungsvolles" an sich. Dabei ist es eigentlich recht merkwürdig, daß der so exquisite Duft dieser Pflanze sozusagen

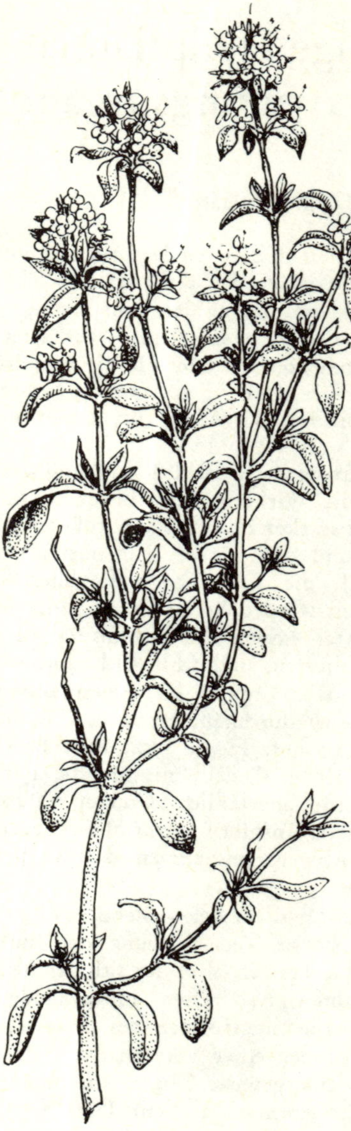

Thymus vulgaris

im Widerpruch zu ihrem so wenig flexiblen Stengel steht. Dafür, daß sie so klein und krautig ist, hat ihr Stengel eine direkt als holzig zu bezeichnende Konsistenz. Dies paßt zu dem, was man in der Astrologie *„Saturnschema"* nennen kann. Der Saturn findet über Hartes und Unelastisches Zugang zum Menschen. Der Saturn ist vor allem auf äußere Darstellung, ganz besonders auf die Wahrung der „Schicklichkeit" bedacht. Wenn wir diese Grundhaltung im Lichte der menschlichen Psyche sehen, stellen wir fest, daß auch der saturnale Mensch wenig flexibel ist und peinlich genau auf äußere Formen achtet. Eine aus Konserven zusammengestellte Mahlzeit, die gefällig angerichtet und serviert wird, erachtet er wahrscheinlich für besser als unverfälschte, gesunde Kost auf einem schlicht gedeckten Tisch. Er legt großen Wert auf seine äußere Erscheinung, wobei alles „Häßliche" möglichst kaschiert oder gemieden wird. Das führt automatisch zu *Verkrampfungen.* Der saturnale Mensch ist also gewissermaßen durch das „Korsett" der mannigfachen Verpflichtung so beengt, daß er nicht mehr frei zu atmen vermag. Dabei läuft man Gefahr, daß die Lungen nicht mehr genügend „durchlüftet" werden und Schadfaktoren zurückbleiben. Wenn dieser Zustand lange anhält, kann es zu Schleimhautinfektionen kommen. Dazu gehört auch die vermehrte Schleimbildung und als deren Folge der Husten. Bei solchen Beschwerden verschafft Thymiansirup oder -tinktur erhebliche Linderung, vor allem wenn der Betroffene dem oben geschilderten Menschentyp angehört; wobei man nicht vergessen darf, daß man auch zeitweilig solchen Tendenzen unterworfen sein kann. Es handelt sich dann nicht um ein Charaktermerkmal, sondern um eine Begleiterscheinung. Auch in letzterem Fall wirkt Thymian. Die beste Hilfe erfahren Sie freilich durch richtige Atmung und gesunde Lebensweise – sowohl in körperlicher als auch in seelischer Hinsicht. Nehmen Sie bei Husten, bedingt durch Verschleimung der Luftwege, drei- bis viermal täglich zehn bis fünfzehn Tropfen Thymiantinktur. Auch Thymiansirup kommt in Frage, sofern ihm kein Codein zugesetzt ist (davon müssen Sie sich zuvor überzeugen). Andernfalls wäre das Medikament schlimmer als das eigentliche Leiden (hier wortwörtlich aufzufassen).

Für speziell Interessierte: Thymian paßt vor allem, wenn die Luftwege durch disharmonische Aspekte von Venus und Saturn erkrankt sind, wobei die Venus in einem Luftzeichen steht, vornehmlich im Zeichen Zwillinge. Die Venus-Saturn-Quadratur führt zu einem aktuten Bronchialhusten, die Konjunktion zu dessen chronischer Form. Zur Unterstützung der Thymiangabe kann man in solchen Fällen zusätzlich zweimal täglich eine Tablette cuprum D6 verabreichen.

Wegerich Spitzwegerich (Plantago lanceolata)
Großer Wegerich (Plantago major)

Die alten Griechen nannten diese Pflanze *Heptapleuros* (hepta = sieben, pleuros = Rippe). Einen besseren Hinweis auf die Verwendung dieses Gewächses kann man sich kaum denken. Das Wegerichblatt weist in der Tat sieben Rippen auf. Und nach der Signaturlehre können wir von den Rippen (Nerven) der Pflanze Rückschlüsse auf die Nerven des menschlichen Körpers ziehen. Die Zahl Sieben weist auf eine Analogie zu den sieben „alten Planeten" hin – Sonne, Mond, Merkur, Venus, Mars, Jupiter und Saturn.

Was hat das alles mit den Atmungsorganen zu tun? werden Sie fragen. Um darauf eine Antwort zu finden, müssen Sie sich ein Kind vorstellen, das (ohne Rücksicht auf gleich welche gesellschaftlichen Störungen oder Hindernisse) ganz in seiner Beschäftigung aufgeht. Das Kind wird dann seiner freudigen Gemütsbewegung nicht nur in Worten Luft machen, sondern es wird diese Worte auf eine selbst ersonnene Melodie vor sich hin *singen*. Das Kind vermag also die vollkommene Harmonie kosmischer (d. h. auch einfach irdischer) Gesetzmäßigkeiten zum Ausdruck zu bringen. Um dies tun zu können, muß *Vertrauen* vorhanden sein.

Der Erwachsene ist häufig so verklemmt, daß ihm sein in das Leben gesetztes Vertrauen abhanden gekommen ist. Er hat den Blick für die Urgesetzmäßigkeit unseres Seins (symbolisiert u. a. durch die sieben „alten Planeten") verloren.

„Wer das Reich Gottes nicht annimmt wie ein Kind" (d. h. wer allem, was um ihn ist, nicht vertraut), „wird nicht hineinkommen" (in das Himmelreich), heißt es im Neuen Testament. Das sollte man nicht ausschließlich dogmatisch oder theologisch auffassen – es hat nur wenig mit Kirche oder Religion zu tun, es ist eine Urwahrheit.

Ja, ein solcher Mangel an Vertrauen in und Glauben an den Mitmenschen kann einem so *„die Luft abdrücken"* bzw. *„den Atem rauben"*, daß dies unsere Luftwege (körperlich gesehen) ausbaden

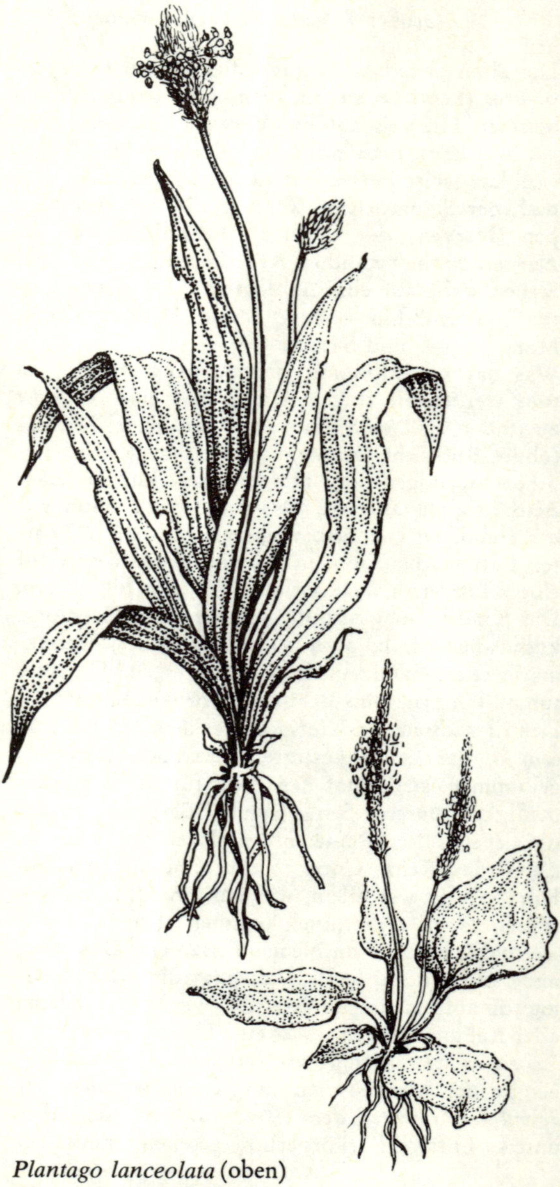

Plantago lanceolata (oben)
Plantago major (unten)

müssen. Wir können durch die Umstände, die wir vielfach selbst heraufbeschworen haben, dermaßen angespannt und nervös sein, daß uns der Lebensodem förmlich entzogen wird. Wenn es also heißt, wer nicht wie ein Kind wird . . ., so bedeutet das im Grunde, wer nicht frei und unvoreingenommen wie ein Kind ist, wird die kosmischen (d. h. die göttlichen und natürlichen) Kräfte nie zu spüren bekommen.

Bei Erkrankungen der Luftwege, die sich aus einer solchermaßen verspannten Situation als Folge von Vertrauensmangel entwickelt haben, kann Wegerich hilfreich sein. Diese Pflanze paßt zu dem Typ, der seine Empfindungen mangels des nötigen Vertrauens nicht mehr wie üblich äußern kann. Dennoch suchen Erregungen und Gefühle einen Weg, sich zu offenbaren. Der Wegerich tut also nicht nur unseren Luftwegen gut, sondern mehr noch unseren Nerven. Er befähigt uns zu mehr Vertrauen und dadurch zu freierem Atmen. Wegerich enthält viele Schleimstoffe, die sich günstig auf die Luftwege und die Därme (!) auswirken. Und die Därme kommunizieren ja mit der Psyche (siehe mein Büchlein *Kräuter für die Verdauung*).

Diese Pflanze kann vornehmlich verwendet werden bei Erkrankungen der Luftwege als Folge starker Nervosität. Wenn die nervliche Überlastung ein „Echo" im Bereich der Luftwege auslöst, sollte man ohne zu zögern zum Wegerich greifen.

Bezeichnend für diese unscheinbare und doch so wirkungsvolle Pflanze ist ein kleines Verslein:

Ich armes Kraut am Weg,
Ich steh hier ungebeten,
Muß auf mich lassen treten,
Wer Lust hat, flink und träg.

Wegerich kann man bedenkenlos über einen längeren Zeitraum hinweg einnehmen und zwar sowohl in Form von Tee als auch in Form von Tinktur. Bei Verschleimung nehme man viermal täglich zwanzig Tropfen Tinktur. Dasselbe gilt auch für Darm-, insbesondere Dickdarmverschleimung.

Salbei (Salvia officinalis)

In früheren Zeiten trank man ein Täßchen Salbeimilch nicht nur, um recht wohlig schlafen zu können (siehe mein Büchlein *Kräuter für den Schlaf)*, sondern man wußte, daß Salbei zudem bei Hals- und Magenbeschwerden gute Dienste erweist. Auch bei ansteckenden Krankheiten gebrauchte man Salbei. Wenn wir all diese Anwendungsgebiete zusammenfassen, kommen wir zwangsläufig zu dem Schluß, daß Salbei desinfizierend – genauer reinigend – wirkt.
Die gute Wirkung von Salbeitee, getrunken und verdünnt auch bei Halsentzündungen (von leichteren Fällen bis hin zu bösartigen Anginen) zum Gurgeln benutzt, erklärt sich so: Halsentzündungen sind meist die Folge eines „verschlackten" Darmes, insbesondere des Dickdarmes. Eine solche Stauung und Versäuerung des Dickdarminhaltes beruht auf einer ungesunden Lebensweise, vor allem auf falscher Ernährung. Wenn es im Darm zu Gärungs- und Fäulnisprozessen kommt, erleben wir oft, daß der Körper bestrebt ist, sich zu reinigen. Eine Darmreinigung spielt sich gelegentlich in Form einer Hals- oder Mandelentzündung ab. Schadstoffe müssen dann also an dieser Stelle ausgeschieden werden. Dabei hilft Salbei. Durch seine desinfizierende und reinigende Wirkung unterstützt dieses Kraut den Körper in seinen Bestrebungen.
Salbei säubert den Darm, attackiert damit das Übel an seinem Ausgangspunkt und reinigt durch das Gurgeln gleichzeitig die Halsschleimhäute. Wie gut doch oft körperliche Zusammenhänge durch die Wirkung einer bestimmten Heilpflanze zutage treten!
Salbei paßt zu dem Menschentyp, der in seinem Geltungs- und Leistungsstreben förmlich erstarrt ist. Er will jede Minute produktiv nutzen und ist dadurch außerstande, einmal zur Besinnung, zur Ruhe, zur *Reinigung* und Läuterung zu kommen. Salbei paßt zu einer Situation, die in der chinesischen Philosophie mit den Worten *Wu-Wei* um-

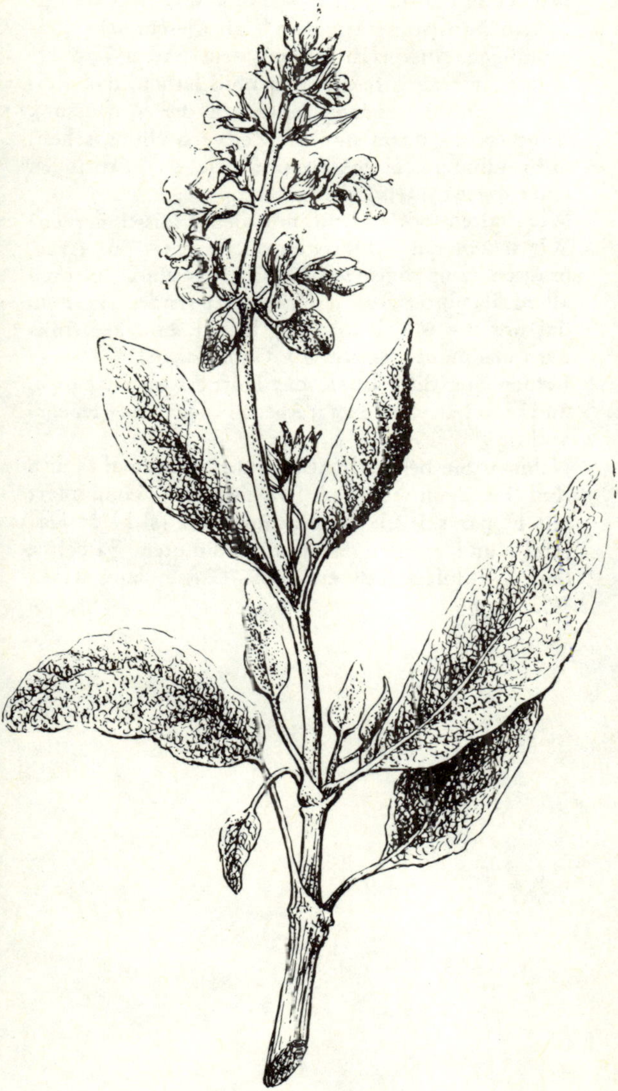

Salvia officinalis

rissen wird, was soviel wie „nichts tun" bedeutet. Der weise Lao-tse lehrte *Wei-Wu-Wei,* was besagt: „durch Nichtstun tätig sein". In diesem sehr tiefgründigen Ausspruch ist ein dem Salbei-Typ erteilter Auftrag enthalten: Er muß lernen, daß Reinigung und Läuterung (entgegen der Auffassung mancher, die darin sinnlose Zeitvergeudung sehen) nicht minder notwendig sind wie das Erbringen einer sogenannten Leistung.

Wie halten wir's denn mit den Halsschmerzen? Wir setzen uns – Halsweh oder nicht – ins Auto, brausen zum nächsten Geschäftsfreund, lutschen allenfalls unterwegs ein desinfizierendes Bonbon, das uns etwas Erleichterung bringt, und . . . rakkern uns munter weiter ab. Ganz falsch!

Lernen Sie, die Signale des Körpers zu erkennen, und handeln Sie entsprechend! Das ist lebenswichtig!

Nehmen Sie bei Halsentzündungen dreimal täglich fünf bis zehn Tropfen Salbeitinktur, kombiniert mit Hepar sulfuris oder Echinaforce (siehe 5. Kapitel), und gurgeln Sie mit verdünntem Salbeitee (einen Eßlöffel Tee auf eine Tasse lauwarmen Wassers).

Gundermann (Glechoma hederacea)

Dieses Kraut ist sozusagen ein Gegenstück zur Salbei. Bei der Salbei geht es um einen Typ, der sich nicht reinigen will, weil er so sehr in seinen Erfolgsvorstellungen befangen ist, weil er gewissermaßen unter Leistungszwang steht. Der Gundermann-Typ hingegen vermag sich nicht zu reinigen, weil ihm die Kraft dazu fehlt.

Ein wenig zeigt sich das schon am Namen der Pflanze. Gebietsweise nennt man sie bei uns nämlich „Erdefeu" (auch Grundelrebe), und im Englischen heißt er „ground-ivy" (Bodenefeu). All diese Namen sind Fingerzeige auf das Wesen des Gundermanns. Er hat die *Anlage* zum Aufsteigen (im Sinne von höher-hinauf-gelangen, sich-hocharbeiten, überragen), aber er vermag sich nicht vom Erdboden zu lösen und kriecht folglich am Grunde – stets auf der Suche nach einem freien Plätzchen. Ganz so verhält sich auch der Gundermann-Mensch. Immer wieder versucht er, irgendwie sein Ich zu offenbaren. Es glückt ihm nicht, weil er einfach nicht die Kraft dazu hat. Er ist ein mark- und saftloser Typ ohne Schwung, der mit den Eindrücken, die das Leben ihm zu bieten hat, nichts anzufangen weiß. Dabei handelt es sich nicht ausschließlich um psychische, sondern auch um körperliche Eindrücke (Nahrung). Der Darm braucht ja eine gewisse Kraft um die in Form von Speisen auf ihn einwirkenden „Eindrücke" zu verarbeiten. Und diese Kraft fehlt eben dem Gundermann-Typ, so daß die aufgenommenen Lebensmittel unzulänglich verdaut und erschlossen werden, wodurch der Körper unentbehrliche Stoffe nur beschränkt zugeführt erhält. Genau wie bei dem Salbei-Typ entsteht dadurch eine Versäuerung des Darminhalts, die in einer Erkrankung der Atmungsorgane zum Ausdruck kommen kann.

Der Gundermann führt Schleim ab und reinigt den Darmbereich. Grundsätzlich wirken Salbei und Gundermann gleich. Man muß nur bei der Wahl des Mittels den Typ berücksichtigen, für den es bestimmt ist.

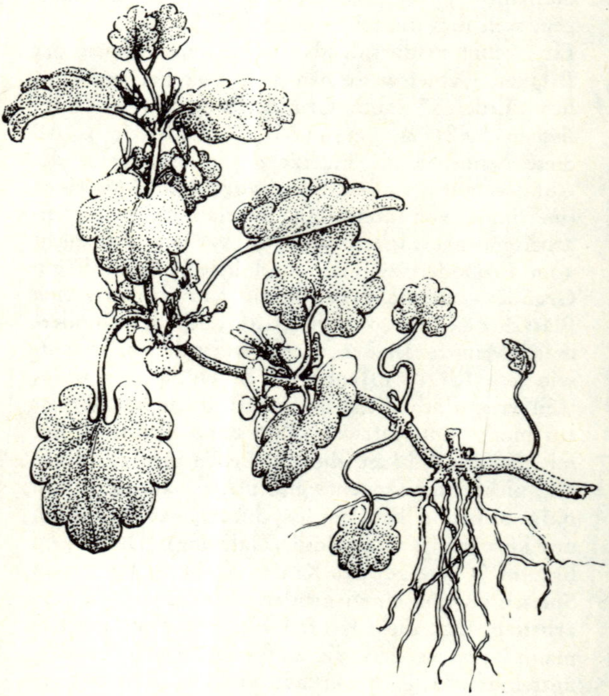

Glechoma hederacea

Wenn man Lungen- und Bronchialbeschwerden hat und dem oben beschriebenen Typ angehört, kann der Erdefeu Linderung bringen.
Man verwendet ihn in Form von Tee oder Tinktur – und zwar trinke man entweder drei- bis viermal täglich ein Täßchen Tee, oder man nehme drei- bis viermal täglich zehn bis fünfzehn Tropfen Tinktur vor den Mahlzeiten.
Der skrofulöse Typ (worunter hier der Mensch mit schlecht oder unregelmäßig funktionierenden Drüsen verstanden wird) leidet nicht selten unter Heuschnupfen. Und es hat sich gezeigt, daß gerade dieser Typ bei Heuschnupfen ausgezeichnet auf Glechoma-Tinktur anspricht.
Übrigens Heuschnupfen – das ist auch wieder so eine, wenngleich unangenehme, so doch sehr nützliche „Aktion“ des Körpers. Er macht dankbar Gebrauch von vielerlei in der Luft befindlichen Stoffen, die eine Schleimhautreizung bewirken können. Durch häufiges Niesen und sonstige Begleiterscheinungen des Heuschnupfens entledigt sich der Körper aller Rest- und Abfallstoffe, besonders auch der im Darm angesammelten Rückstände und Zerfallsprodukte. Die Richtigkeit dieser These finden wir in der Tatsache bestätigt, daß Menschen mit einer natürlichen, psychisch und ernährungsmäßig ausgewogenen Lebensweise nur selten von Heuschnupfen befallen werden.
Das beste Mittel gegen Heuschnupfen ist, ein paar Tage Urlaub zu nehmen, sich dann bei schönem, sonnigem Wetter den ganzen Tag im Heu zu aalen – prustend und niesend zwar, aber doch . . . Und man sollte dann auch nichts anderes als ein wenig Obst- oder Gemüsesaft zu sich nehmen. Diese „Kur“ wird zu der Erkenntnis führen, daß es auf dieser Welt doch immer noch Wunder gibt.

Alantwurzel (Inula helenium)

Bevor ich über diese Pflanze zu schreiben begann, habe ich mich mit ein paar tiefen Atemzügen an dem von dieser Wurzel verströmten, einmaligen, fast sakralen Duft delektiert. Ein kleines Stück Alantwurzel – in einem luftdicht verschlossenen Gefäß aufbewahrt – ist ein wohl unschätzbares Gut.

Die Relation Eingeweide-Luftwege spielt auch bei der Alantwurzel eine nicht unbedeutende Rolle. In seinem *Herbarius of kruydt-boeck* (Herbarien- oder Kräuterbuch) schreibt Petrus Nylandt 1682 über die Alantwurzel: „Voor Amborstigheyt, verslijmde Borst, slaape Maegh, besmettelijcke Sieckte en verstopheyt van het Ingewant: Hiertegen gebruyckt alle morgen een stuckje geconfijte Alantwortel ofte neemt van de gedroogde Wortel een vierendeel loots / en geeft het met Wijn in. De Alantwijn kan tot de selve gebreecken oock nuttelijk gebruyckt worden." (Bei Schweratmigkeit, verschleimter Brust, schwachem Magen, Seuchenkrankheiten und Verstopfung der Eingeweide: Dagegen nehme man jeden Morgen ein Stückchen kandierte Alantwurzel, oder man nehme ein Viertel Lot der getrockneten Wurzel mit Wein ein. Bei den gleichen Leiden kann auch mit Erfolg Alantwein verwendet werden.)

Wenn man das liest, kommt einem vielleicht der Gedanke: Salbei, Gundermann oder Alantwurzel – gehupft wie gesprungen. Freilich nehmen die Beziehungen zwischen Atemwegen und Därmen hier wie dort eine Zentralstellung ein, doch die Differenzierung ist nicht minder wichtig.

Die Alantwurzel paßt zu dem Typ, der zuviel denkt und zuwenig tut (körperlich). Ich erwähnte oben schon den faszinierenden Duft der Alantwurzel, der ein wenig an Weihrauch erinnert. Man kann ihn in sich aufnehmen, diesen Duft, und fühlt sich dabei schon fast in eine höhere geistige Sphäre entrückt.

Beschwerden beim Alantwurzel-Typ ergeben sich aus einem Mißverhältnis von (zuviel) „Denkpol"

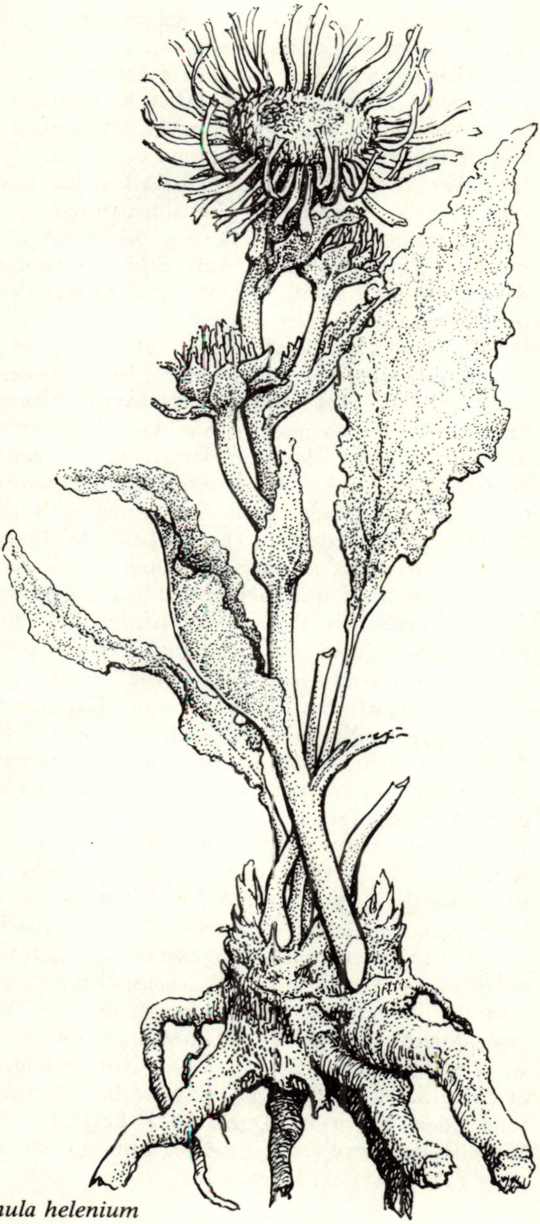

Inula helenium

und (zuwenig) „Lebenspol". Atlantwurzel paßt also zu einem wißbegierigen Menschen, der intellektuell ausgerichtet ist und einzig Befriedigung in geistigen Aktivitäten findet. Alles Körperliche – sei es Sport, Sex oder irgendwelche Handarbeit – empfindet er als minderwertig und belanglos.
Da unsere Atmungsorgane – vor allem die Lungen – strikt genommen Transformatoren sind, Schaltstationen auf der Grenze zwischen kosmischen (geistigen) und stofflichen Elementen, äußert sich die Einseitigkeit des Alantwurzel-Typs in Erkrankungen dieser Organe. Durch eine Überlastung des „Denkpols" werden als körperliches Gegenstück dazu oft die Lungen in Mitleidenschaft gezogen. Das kann beispielsweise zu Asthma führen. Man ist so intensiv mit dem Kopf tätig, daß die Atmung darunter leidet. Mit anderen Worten: Das Denken wird dermaßen überbewertet, daß (unbewußt) eine Gestaltung geistiger Werte auf stofflicher, d. h. körperlicher Ebene nicht toleriert wird. Da sich die Lungen im Grenzbereich von Stoff und Geist befinden, liegt unter diesen Umständen ihre Beeinträchtigung, wenn nicht gar Schädigung auf der Hand. Ein vollkommenes Leben setzt Gestaltung sowohl in geistiger als auch in stofflicher Hinsicht voraus. Der Alantwurzel-Typ freilich meidet ängstlich die materielle Seite des Lebens; sobald er die Grenze überschreitet, „stockt ihm vor Schreck der Atem", er erleidet einen Asthmaanfall.
Der Asthmapatient ist stets ein Mensch, der geistige Impulse (bewußt oder unbewußt) nicht in stoffliche (bzw. körperliche) Realitäten umsetzen kann (oder will). Der Alantwurzel-Typ vernachlässigt den „Lebenspol" zugunsten des „Denkpoles". Er setzt sich mit dem Lebenspol nicht auseinander – schon gar nicht, wenn es um die Eingeweide geht, in denen der „Lebenspol" ja ansässig ist – und läßt den Dingen ihren Lauf. Wundert es einen da noch, wenn bei einer solchen Einstellung „der Wurm im Darm ist"? Letztlich tun Würmer das, was ein gesunder Darm tun sollte: Sie räumen mit dem Unrat auf.

Merkwürdig zu lesen: Bereits in alten Zeiten wußte man, daß die Alantwurzel nicht nur bei Asthma, sondern auch bei Wurmbefall hilft.
Nehmen Sie also in der oben geschilderten Lage bei Asthma, Bronchitis und Darmbeschwerden Alantwurzel, und zwar *gekocht* als Tee oder in Form von Tinktur. Manchmal ist auch das Verbrennen der Wurzel heilsam. Ich habe jedenfalls bei Asthmakranken sehr gute Erfahrungen damit gemacht. Man zündet einfach ein Endchen Alantwurzel an und läßt es schwelen. Der sich entwikkelnde leichte Qualm tut gute Dienste. Der weihrauchartige Duft (Geist) der Wurzel (das Stoffliche, der Lebenspol) bildet einen Vermittler im Geist-Stoff-Konflikt.
Alantwurzel paßt zu dem Menschen, der noch zu der Erkenntnis gelangen muß, daß es richtig ist zu sagen: „Alles was Odem (Stoff) hat, lobe den Herrn (Geist)“ (150. Psalm, Vers 6).
Wenn wir imstande sind, das Stoffliche als Transportmittel des Geistes zu erkennen, werden wir die Freude des Seins erfahren. Wenn wir uns jedoch in der Daseinsangst abkapseln, wird der Geist, wie sehr wir uns auch geistig (intellektuell) betätigen, nie wahrhaft in uns „leben“. Jeder Asthmapatient sollte singen und dadurch empfinden, wie der Geist in einem Menschen dank der ihm vom Schöpfer verliehenen Lungen aktiviert wird.

Die Analyse des bereits erwähnten 150. Psalms ist sehr aufschlußreich. Die beiden ersten Verse befassen sich mit dem *Geist:*

1. Lobet den Herrn in seinem Heiligtum;
   lobet ihn in der Feste seiner Macht!
2. Lobet ihn in seinen Taten;
   lobet ihn in seiner ganzen Herrlichkeit!

In den nächsten drei Versen geht es um den *Stoff*, um das Irdische:

3. Lobet ihn mit Posaunen;
   lobet ihn mit Psalter und Harfe!

4. Lobet ihn mit Pauken und Reigen;
   lobet ihn mit Saiten und Pfeifen!
5. Lobet ihn mit hellen Zimbeln;
   lobet ihn mit wohlklingenden Zimbeln!

Und dann folgt die Synthese, die Weisheit des nach den Regeln des Goldenen Schnitts verfaßten Ganzen:

Alles, was Odem hat, lobe den Herrn! Halleluja!

Singen Sie das nicht aus Frömmigkeit oder dergleichen, sondern nur wegen der erhabenen Harmonie und Schönheit; und lassen Sie dabei das wundersame Fluidium kosmischer Gesetzmäßigkeit auf sich einwirken!
Leider gestattet uns die Thematik dieses Büchleins nicht, noch näher auf diese so ungewöhnnliche Pflanze einzugehen. Lassen Sie die Echtheit des Natürlichen (die Freude) den Sieg über den Kanzelton (die Angst) davontragen! Wagen Sie es, mit dem Ihnen zur Verfügung stehenden Atem wirklich zu leben!

Lungenkraut (Pulmonaria officinalis)

Früher verwandte man diese Pflanze vor allem bei Lungenblutungen. Sie ist reich an Kieselsäure (Si $(OH)_4$). Astrologisch ist sie dem Tierkreiszeichen Schütze zugeordnet, das meist als Kentaur (halb Pferd, halb Mensch) dargestellt wird, der ein hohes Ziel anvisiert. Die im Zeichen Schütze geborenen Menschen sind denn auch im allgemeinen echte Idealisten, die sich mit Feuereifer für das ihnen vorschwebende Leitbild einsetzen. Alles, was von ihrem Idol, von ihrer Idealvorstellung abweicht, muß ausgemerzt werden. Als negatives Beispiel für ein typisches Schütze-Verhalten ist die Inquisition im 13. Jahrhundert zu nennen. Auch Kieselsäure ist ein solcher „Inquisitor", ein „Ketzerjäger". Alles, was nicht in den Körper gehört, wird ausgetrieben, insbesondere die nach Entzündungsprozessen noch verbliebenen Rückstände. In Verbindung mit anderen im Lungenkraut vorkommenden Stoffen eignet sich die Kieselsäure sehr gut zur Nachbehandlung von Pneumonien und Bronchitiden. Während der eigentlichen Krankheit sollte man allerdings keine Lungenkrautpräparate verabreichen, da sie sich hemmend auf den Entzündungsprozeß auswirken. Erst wenn das Fieber gesunken und die Krankheit scheinbar abgeklungen ist, nehme man Lungenkrauttee oder -tinktur, und zwar mindestens drei bis vier Wochen lang. Dann erst sind die Entzündungsrückstände beseitigt. Während der Verabreichung von Lungenkraut in gleich welcher Form kann es zu einer dunkleren Harnfärbung kommen – ein Beweis mehr, daß die Kieselsäure ihr Werk gründlich verrichtet. Die dunkle Farbe des Urins rührt nämlich von Entzündungsrückständen (u. a. Harnsäure) her, die auf diesem Wege ausgeschwemmt werden. Verwenden Sie Lungenkraut also zur *Nachbehandlung* von Entzündungen der Lungen und Bronchien.

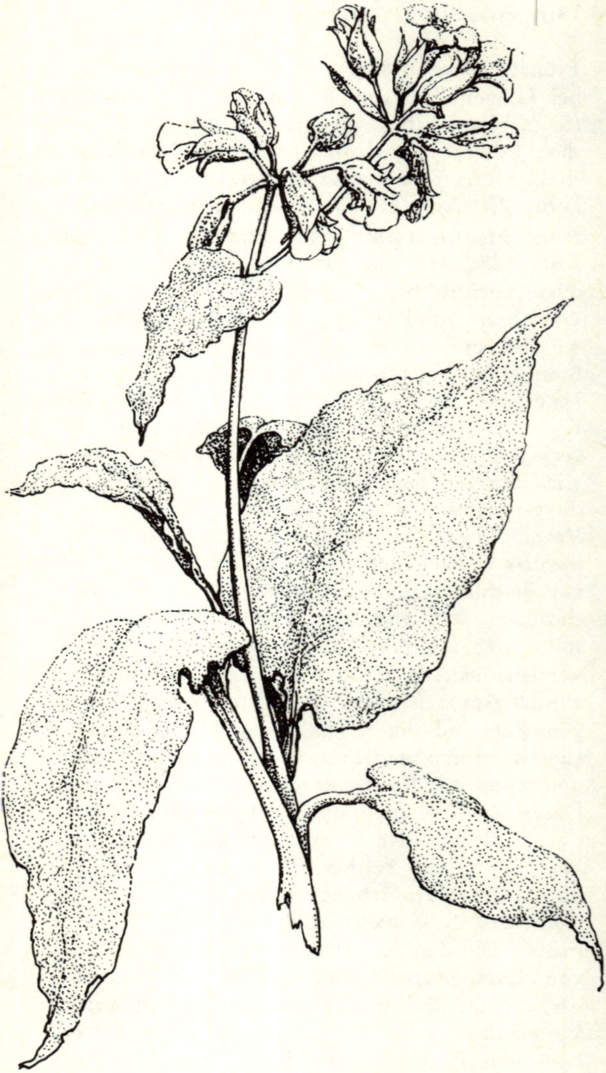

Pulmonaria officinalis

Zwiebel (Allium cepa)

Es dürfte nun klargestellt sein, daß die Erkrankung unserer Atmungsorgane vielfach durch einseitige Belastung des „Denkpols“ entstanden ist. Die ruhige und ausgeglichene Atmung wird dem Wissensdrang geopfert. Wir kennen wohl alle die kleinen Streber auf der Schulbank, intellektuell und ewig lernbegierig, schmächtig, mit etwas besorgtem Blick und für ihr Alter viel zu ernst. Gerade bei diesen Kindern tritt häufig Asthma und/oder Bronchitis auf. Das Gleichgewicht zwischen „Denk-“ und „Lebenspol“ ist bei ihnen gestört. Hier schafft Zwiebel Abhilfe.

In dieser Pflanze finden wir *beide* Pole. Im ersten Jahr entwickelt sich bei ihr die eigentliche (unterirdische, dem „Denkpol“ entsprechende) Zwiebel, im zweiten Jahr bildet sich die Blüte, die gleichfalls bulbusförmig ist (der „Lebenspol“). Früher nannte man die Zwiebel daher gelegentlich „Intelligenzlerfutter“. Die Zwiebel aktiviert den Unterleib, den „Lebenspol“. Sie reinigt den Darm und stimuliert die Geschlechtsorgane; außerdem wirkt sie stark schleimlösend. Zusammen mit dem Thymian gehört sie zu den besten Entschleimern. Bei starker Verschleimung darf man also von einer *Allium-Thymus-Tinktur* beste Erfolge erhoffen. Man nehme davon vier- bis fünfmal täglich fünfzehn Tropfen in etwas Wasser, jeweils eine Viertelstunde vor den Mahlzeiten.

Die Zwiebel reguliert also unsere Polung und veranschaulicht das auch durch ihr Äußeres.

Sie paßt vornehmlich zu dem Typ, der sein Denken überlastet und dadurch falsch atmet, so daß sich seine Luftwege nur unzulänglich reinigen können. Asthmakranke und Menschen, die unter chronischer Bronchitis leiden, tun gut daran, mehrmals in der Woche Zwiebeln zu essen. Noch vor nicht allzu langer Zeit pflegte man sich in Notlagen wochenlang nur von Zwiebeln, Kartoffeln und Öl zu ernähren. Ziemlich einseitig, das stimmt – aber sicherlich gesünder als das Riesenangebot verschiedenster „Magenfüller“, das uns heutzutage zur

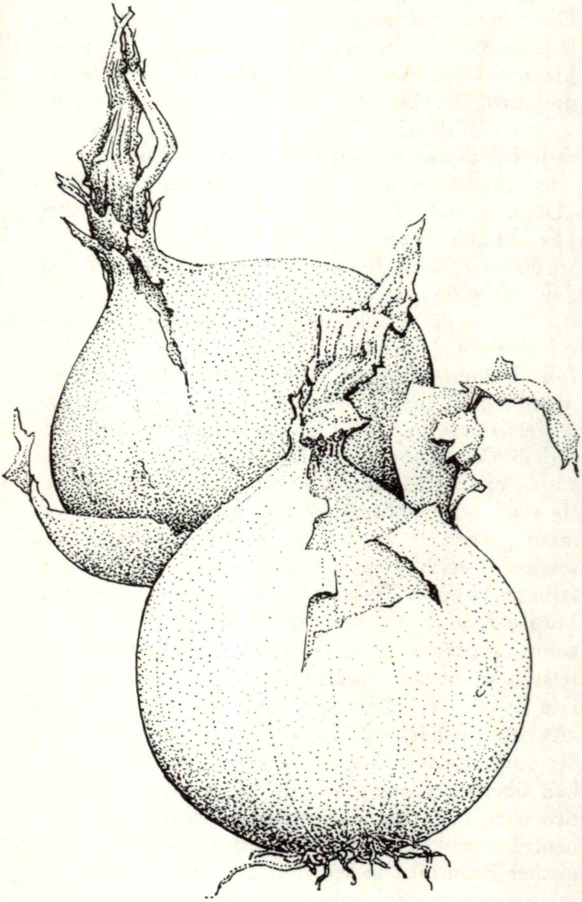

Allium cepa

Verfügung steht. Besser acht Tage nur Zwiebeln und Kartoffeln als ständig neue Fertiggerichte aus der Tiefkühltruhe.

Fenchel (Foeniculum officinale)

Immer wieder stoßen wir auf die Beziehungen zwischen Eingeweiden und Luftwegen. Auf irgendeine Weise beeinflußt der Darm eben die Atemwege. Tee von gequetschtem Fenchelsamen vertreibt die durch übermäßige Gärungsprozesse in Magen und Darm entstehenden Gase. Fenchel erlöst uns also von Blähungen und befreit dadurch zugleich die Atemwege. Er entfernt also die Luft (die Blähungen) dort, wo sie nicht hingehört, und verschafft Luft (Atem) dort, wo sie gebraucht wird.

Fencheltee ist eine Wohltat bei Asthma und Husten. Er wirkt weitgehend krampflösend. Daraus erklärt sich, daß Fencheltee insbesondere auch bei Keuchhusten angebracht ist. Man mischt in diesem Fall fünf Teile Fenchelsamen mit drei Teilen Kamillenblüten, drei Teilen Thymian und einem Teil Alantwurzel, bereitet daraus einen Tee und läßt den Kranken davon so oft wie möglich ein Schlückchen nehmen. Die Behandlung kann durch eine Gabe von Cuprum D6 unterstützt werden. Davon verabreiche man dreimal täglich eine Tablette. Kupfer wirkt nämlich gleichfalls stark krampflösend. Man kann Fenchelsamen auch einem anderen schleimlösenden Tee beigeben.

Fenchel gehört – ebenso wie Anis – zu den „wärmenden" Kräutern und paßt zu Menschen, die „in der Kälte stehen" bzw. kaltgestellt sind. Das äußert sich nicht selten beispielsweise bei Kindern, nachdem sie von einem (zu) strengen Elternteil scharf zurechtgewiesen wurden, durch einen Asthmaanfall. Asthma und Bronchitiden vergehen bei solchen Kindern oft von selbst, wenn sie dem unmittelbaren Einfluß des strengen Vaters bzw. der strengen Mutter nicht mehr direkt ausgesetzt sind (z. B. wenn sie heiraten).

Leider fehlt solchen Eltern häufig die Einsicht, daß sie ihre Kinder ganz schön „frieren" lassen. Es bleibt nur zu hoffen, daß sie ihnen beim Auftreten einer körperlich zum Ausdruck kommenden Folgeerscheinung (Asthma, Bronchitis) wenigstens mit

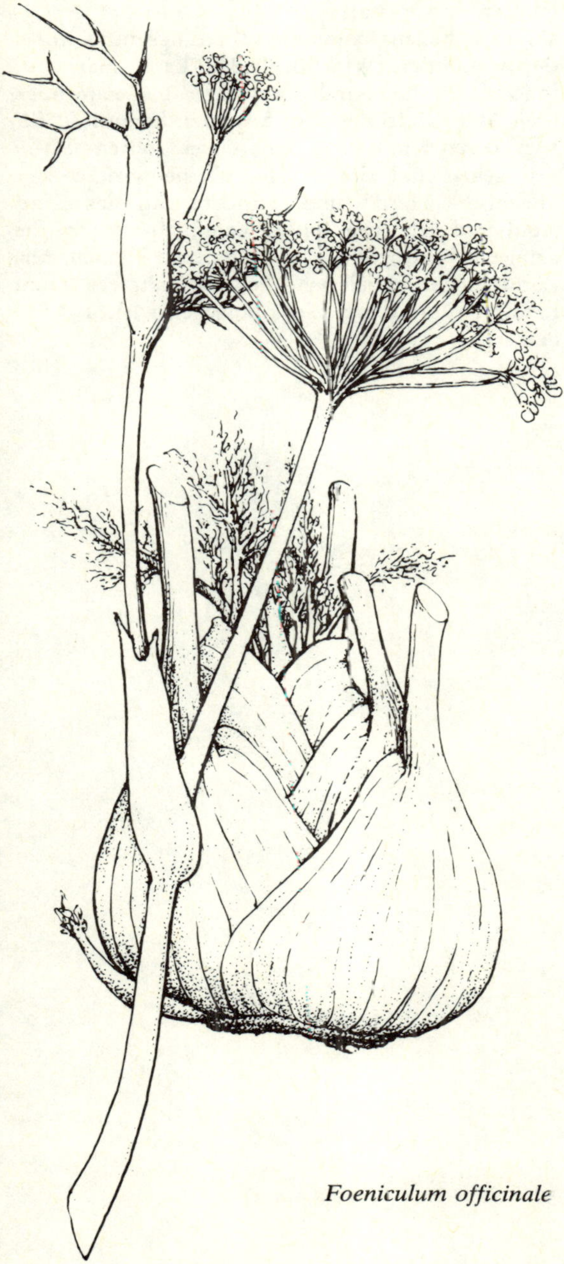

Foeniculum officinale

einem so wärmenden Mittel wie Fencheltee Erleichterung verschaffen,
Wirklich heilen kann man allerdings nicht allein durch Kräuter. Wirklich heilen kann man nur, indem man die Kinder aus ihrer beklemmenden (den Atem abdrückenden) Situation herauslöst. Eltern, deren Kind an Asthma leidet, sollten also in sich gehen und sich fragen, ob sie wirklich der „heimische Herd“ sind, an dem sich das Kind wohl und geborgen fühlen kann, ob sie ihm die dringend benötigte Nestwärme geben können. Mit Züchtigungen erzielt man bei Asthmatikern kaum Erfolge; Wärme und Liebe hingegen wirken Wunder.

Sonnentau (Drosera rotundifolia)

Sonnentau ist ein ausgezeichnetes Mittel gegen Husten. Es gibt allerdings eine ganze Anzahl von Kräutern, die bei Husten verwendet werden können, ebenso wie es zahlreiche Hustenarten gibt. Wir müssen uns also fragen, in welchen Fällen Sonnentau angebracht ist.

Zunächst sollten wir uns vor Augen halten, daß Sonnentau eine fleischfressende Pflanze ist. Sonnentau ernährt sich nämlich von Insekten. Das ist ein sehr wichtiger Hinweis auf das Anwendungsgebiet des Sonnentaus. Unsere Nahrung führt im Körper zu sauren oder zu basischen Reaktionen. Eiweißreiche Kost – und hier vornehmlich tierische Nahrungsmittel – ist in erster Linie verantwortlich zu machen für die Bildung der gefürchteten Harnsäure, die nicht nur zu Rheuma, Gicht und Kopfschmerzen führen kann, sondern gleichermaßen auch zu Hals- bzw. Mandelentzündung und Bronchitis.

Husten ist eine Begleiterscheinung dieser Erkrankungen der Luftwege. Die Entzündungen führen zu vermehrter Schleimbildung; und der Schleim muß durch Abhusten entfernt werden. Sollte man sich trotz gesundheitsbewußter Lebensweise eine Erkrankung der Atemwege zuziehen und husten müssen, wird man mit Sonnentau kaum Linderung erfahren. Sonnentau hilft nur da, wo die Atemwege aufgrund zu eiweißreicher Kost erkrankt sind. Mittels der Atmungsorgane versucht sich der Körper dann der überschüssigen (und gefährlichen) Harnsäure zu entledigen. In solchen Fällen eignet sich zur Behandlung Sonnentau, der ja selbst „Fleischfresser" ist. Man könnte hier fast vom homöopathischen Prinzip sprechen – Gleiches wird durch Gleiches geheilt.

Sollte sich der Husten im Rahmen der oben geschilderten Umstände gebildet haben, so nehmen Sie drei- bis fünfmal täglich fünf Tropfen Drosera-Tinktur in etwas Wasser jeweils eine Viertelstunde vor den Mahlzeiten.

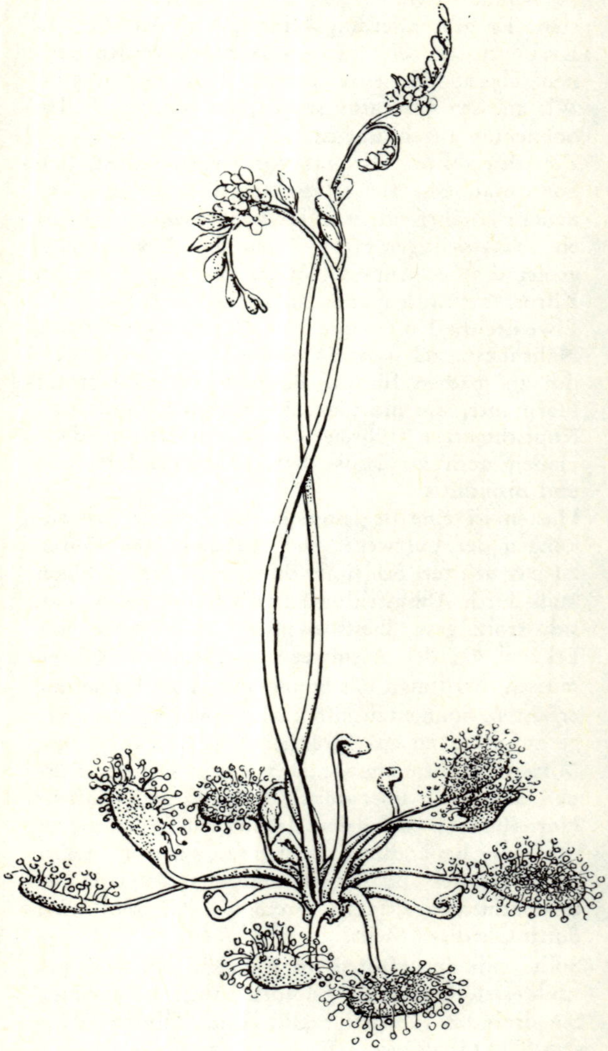

Drosera rotundifolia

Kiefer (Pinus sylvestris)

Duftende Nadelwälder sind für jeden Menschen ein Genuß. Der Wohlgeruch rührt von aromatischen Harzen her. Aus jungen Kiefernnadelspitzen (in Deutschland auch aus Fichtennadeln. Anm. d. Übs.) stellt man einen Sirup her, der bei Husten, Bronchitis und Halsleiden sehr heilsam ist. Kiefern- (bzw. Fichten-)saft erhält man in Drogerien und Reformhäusern.

Die Kiefer paßt zum „saturnalen Typ". Das sind Menschen, die recht ernst bzw. gewissenhaft sind und alles ein bißchen zu schwer nehmen, die man wie die Kiefern als „zähe Burschen" bezeichnen könnte. Es hat sich gezeigt, daß der Steinbock-Typ auf Kiefernsaft gut anspricht. Zwischen all diesen Dingen, die auf den ersten Blick so gut wie nichts miteinander zu tun zu haben scheinen, gibt es gewisse Zusammenhänge. Die Sonne durchläuft das Tierkreiszeichen Steinbock etwa vom 22. Dezember bis zum 22. Januar. Es ist die Zeit, in die das Christfest fällt. Und so wundert es mich gar nicht, daß wir uns ausgerechnet zu Weihnachten einen Nadelbaum ins Zimmer stellen, ein Symbol der Mittwinterszeit, in der Husten, Halsleiden usw. „Hochkonjunktur" haben. Eine Zeit auch, in der der eisige Nordostwind die Luftwege der Menschen attackiert. Unser Weihnachtsbaum dient sicherlich nicht ausschließlich dazu, eine heimelige Stimmung aufkommen zu lassen, sondern er ist gewissermaßen auch – und daran sollten wir immer denken – ein „Heilkraut in unserem Wohnzimmer".

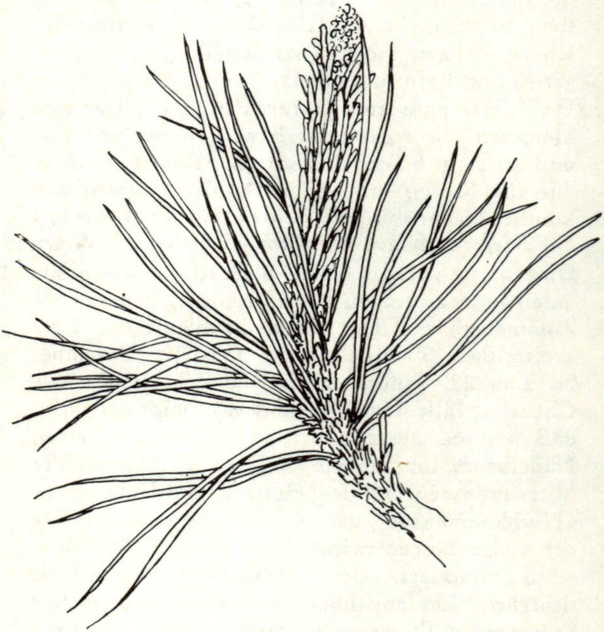

Pinus sylvestris

Huflattich (Tussilago farfara)

Wenn wir uns zu Beginn des Frühjahrs mit den Nachwehen des Winters herumquälen, sind grippöse Infekte, Halsweh und vor allem Husten an der Tagesordnung.
Da in der Natur immer alles bestens geordnet und eingerichtet ist, gibt es auch in dieser Hinsicht etwas Passendes, den Huflattich. Er ist einer unserer ersten Frühlingsboten. Es ist, als hielte uns die Natur mit ihm die Hand hin, damit wir die leidigen Nachwirkungen des Winters besser überstehen. Der lateinische Name dieses Krautes beinhaltet übrigens seine Aufgabe – das Behandeln des Hustens (tussis = Husten, agere = (be)handeln). Kleyn weist in seinem *Botanisch lexicon der lagere landen* (Botanisches Lexikon des Tieflandes) mit Recht darauf hin, daß diese Pflanze eigentlich nicht *Huf*lattich, sondern *Husten*lattich heißen müßte. Mag sein, daß irgendwann einmal durch sprachliche Veränderungen oder Schreibfehler aus einem Hustenlattich ein Huflattich geworden ist. Bei den alten Griechen wurden Huflattichblätter verbrannt und der Rauch eingeatmet; er galt als hustenlindernd. Auch der vielzitierte Arzt Dodonaeus pries den Huflattich und schreibt darüber: „De groene Hoefbladeren zijn matelijck verkoelende ende verdroogende van aert / ende hebben een besondere kracht om de Longe te versterckenˮ. (Die grünen Huflattichblätter wirken ziemlich kühlend und austrocknend und besitzen eine besonders lungenstärkende Kraft.)
Huflattich kann man bei allen frühjahrsbedingten Erkältungskrankheiten verwenden – und zwar in Form von Tee aus dem getrockneten Kraut oder in Form der Kräutertablette. Dreimal täglich eine oder zwei Tabletten jeweils eine Viertelstunde vor den Mahlzeiten bringt bei „Frühjahrsgrippe“ Erleichterung.

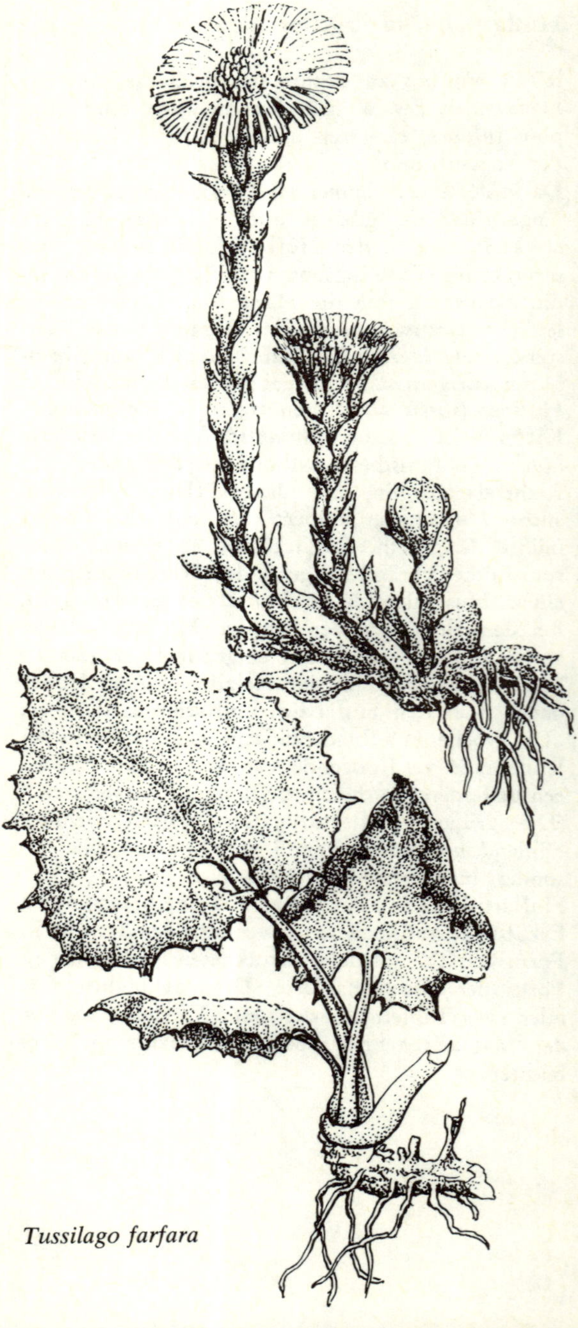

Tussilago farfara

Süßholz (Glycyrrhiza glabra)

Es gibt sicherlich wenige Vertreter der älteren Generation, die nicht als Kind mit Wonne auf einem Stückchen Süßholz herumgekaut hätten. Süßholz enthält einen Stoff, aus dem Lakritze hergestellt wird. Nun weiß sicher jeder, daß echte Lakritze sehr gut für unsere Luftwege ist. Wie die meisten Kräuter, so wirkt auch Süßholz reinigend. Lakritze regt die Darmfunktion an und führt das Wasser durch die Nieren ab. Wir verwenden von dieser in Südfrankreich heimischen Pflanze die Wurzeln und deren Ausläufer. Wenn von einer Pflanze die Wurzeln verwendet werden, geht es um den „unbewußten Teil des Denkpols" (man erinnere sich an Baldrian, Tormentille und Arnika). Die Blattunterseiten dieser Pflanze sind sehr klebrig. Das weist bezüglich der Verwendbarkeit in eine bestimmte Richtung. Süßholz kommt für Halsbeschwerden in Frage, die auf einer Störung menschlichen Bindungsvermögens beruhen. Es paßt zu dem Menschentyp, der sich einerseits gerne mit jedem einläßt (bindet), andererseits jedoch abgestoßen wird, wenn sich der Partner wie eine Klette an ihn heftet, also an ihm „klebt". Der Betreffende hat dann das Gefühl, daß ihm dadurch seine Freiheit beschnitten wird. So kann der „Süßholz-Typ" hinsichtlich der Bindungen von Enttäuschung zu Enttäuschung taumeln. Da diese Menschen ihre Gefühle überdies nur schwer zu äußern vermögen, können sie seelisch in eine Situation geraten, die sich mit dem Wort „Frustration" umreißen läßt. Wenn sich dann solche Frustrationen häufen, kann es zu einer regelrechten Vergiftung des Seelenlebens kommen, die sich körperlich äußert. Der verschüchterte, in sich zurückgezogene Typ wird unter diesen Umständen mit den Nieren, der Haut oder den Augen zu tun bekommen (siehe mein Büchlein *Kräuter für Nieren, Haut und Augen)*, der anschmiegsame, anhängliche Typ wird eher eine Erkrankung der Luftwege, vornehmlich des Halses, in Kauf nehmen müssen. Im Hals sucht sich das durch disharmonisches Seelenleben ent-

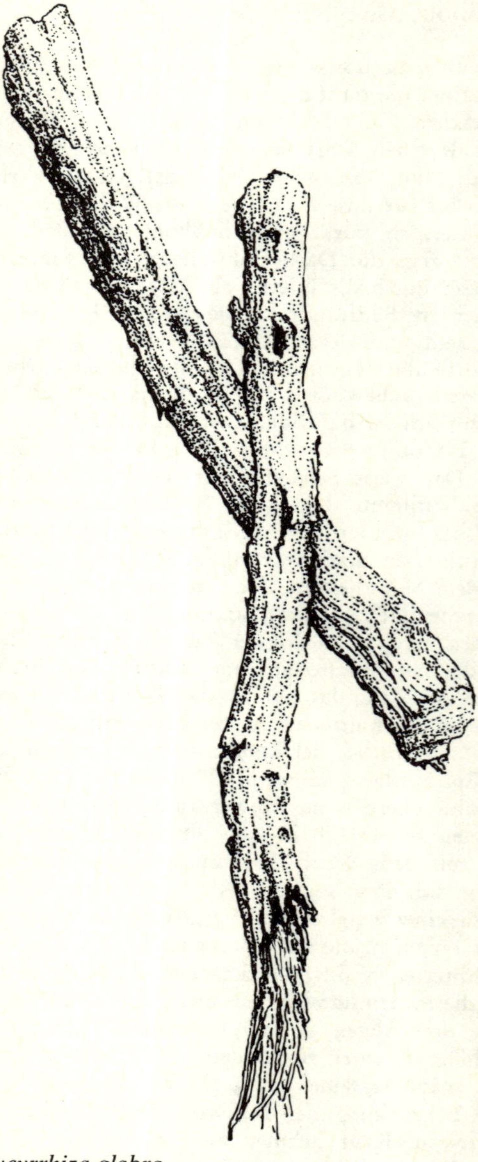

Glycyrrhiza glabra

standende „Gift“ einen Ausweg. Diesem Typ kann ganz besonders durch Süßholz geholfen werden – was freilich nicht ausschließt, daß das Süßholz ganz allgemein (d. h. bei jedem) lindernd wirkt. Es empfiehlt sich, auf einem Stückchen Süßholz herumzukauen. Man kann auch von fein zerkleinertem Süßholz Tee bereiten und diesen in kleinen Schlückchen zu sich nehmen. Echte Lakritze (also nur solche, die wirklich aus Süßholz hergestellt ist) kommt natürlich bei Husten und Heiserkeit gleichfalls in Frage. Nehmen Sie aber nie Salmiakpastillen (Lakritze mit Salzzusatz), da sich dadurch die Lage nur noch verschlimmert. Das Salz schlägt nämlich auf die Nieren.

Lassen Sie Ihre Kinder lieber auf einem Stück Süßholz herumkauen, bevor Sie sich an allem möglichen Zuckerzeug krankessen. Man kann sich ja auch gesundessen – wenn man nur will.

5. Einige homöopathische Mittel gegen Beschwerden im Bereich der Atmungsorgane

Viel heilt nicht immer viel. Darauf habe ich schon im 3. Kapitel bei der Dosierung der Mittel hingewiesen. Das Grundprinzip der ganzen Homöopathie beruht an sich auf dieser Sentenz: Viel heilt nicht viel, aber Gleiches heilt Gleiches. Letzteres ist die freie Übersetzung des bekannten Satzes „Similia similibus curentur", des Hahnemannschen Credos.

Dr. Samuel Friedrich Christian Hahnemann (1755–1843) fand nämlich heraus, daß der Stoff der ein bestimmtes Krankheitsbild hervorruft, dies auch heilen kann. Es kommt nur auf den zu verwendenden Verdünnungsgrad an. Verdünnung bezeichnet man in der Homöopathie als *Potenz*. Potenz bedeutet Kraft. Je höher die Potenz, desto größer ist die Kraft eines bestimmten Mittels. Auf den ersten Blick mag das merkwürdig anmuten, da man für gewöhnlich zu der Auffassung neigt, daß mit zunehmender Menge und größerer Konzentration auch die Wirkung stärker wird. Sowohl das eine als auch das andere stimmt. Um diese etwas verwirrend anmutende Materie zu erfassen, müssen wir uns zunächst vor Augen halten, daß die Welt der Mineralien, die Welt der Pflanzen und die Welt der Metalle *grundsätzlich* der der Menschen entsprechen. Der Mensch besitzt eine stoffliche Hülle. Und diese stoffliche Hülle ist mitbestimmend für die stofflich orientierten Kräftemöglichkeiten des Menschen.

Der Mensch besitzt auch *Geist*. Der Geist wohnt dem Stofflichen (dem Leib) inne. Zwischen Leib und Geist muß Harmonie und Ausgewogenheit bestehen. Der Mensch kann seine Köperkräfte dazu verwenden, sich im Stofflichen zu offenbaren. Das Extrem einer solcher Körperlichkeit könnte man beispielsweise „dumme Kraft" nennen – körperliche Kraft ohne die mindeste Beziehung zu welchem geistigen Aspekt auch immer. Das andere Extrem ist ein Leben (in der Umgangssprache typischerweise auch „Schweben" genannt) in höheren Sphären, wobei der Körper kaum noch oder auch gar nicht mehr wahrgenommen wird. Von solchen Leuten sagt man ja auch gelegentlich, „sie leben überhaupt nicht mehr auf dieser Welt".

Mit den nichtmenschlichen Stoffen verhält es sich ähnlich. Ein bestimmter Stoff kann eine gewisse Wirkung auf die Konstitution des Menschen haben. In konzentrierter Form erstreckt sich diese Wirkung mehr auf den stofflichen Bereich, auf den Leib. Je mehr man den betreffenden Stoff aber dann verdünnt, desto mehr löst man seine Kraft vom Stofflichen. So zeigt sich denn auch in der Praxis, daß hohe homöopathische Verdünnungen oder Potenzen vorwiegend den Geist des Menschen beeinflussen. Aufgrund dieser Gesetzmäßigkeiten kann man sagen, daß die niedrigeren Potenzen eher stofflich ausgerichtet sind, während die höheren mehr auf den Geist, auf die Psyche einwirken.

Die Potenz eines Stoffes wird durch ein großes D mit einer nachfolgenden Zahl angegeben; D bedeutet Dezimalverdünnnung. D1 = 1:10, D2 = 1:100, D6 = 1:1 000 000 usw. Der Vorteil dieser homöopathischen Gesetzmäßigkeiten ist es, daß man beispielsweise mit einer Pflanze Tausenden von Menschen zu helfen vermag, während die eigentliche Kräuterheilkunde Tausende von Pflanzen benötigt, um einigen wenigen Menschen helfen zu können.

Die Phytotherapie (Pflanzenheilkunde) und die Homöopathie lassen sich trefflich kombinieren. Erstere bedient sich unverdünnter Stoffe und beeinflußt somit den stofflichen Teil des Menschen, den Körper. Ein Großteil leiblicher Beschwerden hängt aber mit seelischen Problemen zusammen. Infolgedessen kann man mittels der Verdünnungen auch

die psychische Seite des Übels positiv beeinflussen. Zur Bestimmung des richtigen homöopathischen Mittels darf man nicht ausschließlich die Symptome berücksichtigen, die sich nur auf das körperliche Leiden beziehen. Irgendein Homöopath hat einmal gesagt: „Zu jedem Mittel gehört eine Geschichte", worunter detaillierte Ausführungen zu verstehen sind. So können z. B. die Art zu sitzen, bevorzugte Geschmacksrichtungen, die Schlafstellung, Lichtverträglichkeit usw. für die Wahl eines Heilstoffes von essentieller Bedeutung sein. Bei der Verwendung homöopathischer Medikamente sollte man sich eigentlich vom Fachmann beraten lassen. Für jede Krankheit können nämlich eine ganze Anzahl von Präparaten in Frage kommen. Nur der erfahrene Homöopath vermag anhand des gesamten Persönlichkeitsbildes zu entscheiden, was von Fall zu Fall angewandt werden sollte. Wenngleich nun dieses Büchlein auch keine homöopathische Behandlungsvorschrift sein soll, will ich doch einige gängige Mittel anführen, die bei Beschwerden im Bereich der Atmungsorgane Linderung versprechen. „Doktern" Sie aber nicht zu lange herum! Sollte sich nach einigen Tagen keine Besserung zeigen, so ist es empfehlenswert, den Rat eines beschlagenen Homöopathen einzuholen.
Die hier genannten Präparate sind also mehr oder weniger „Hausmittel", von denen sich sagen läßt: Nutzen sie schon nicht, so schaden sie doch wenigstens auch nicht.

Mittel gegen den Husten

Ipecacuanha (D4)
Dieses Präparat wird vor allem verwendet, wenn Kinder einen Husten haben, der mit Bildung zähen und nur schwer löslichen Schleims verbunden ist. Auf Ipecacuanha sprechen vornehmlich junge, schwächliche und nervöse Menschen an. Häufig geht der Husten mit Verkrampfungen im Bereich des Unterleibes einher.

Stannum (D6)
Stannum paßt zu chronischem Husten, bei dem ein grünlicher Schleim abgesondert wird. „Stannum-Husten" finden wir vielfach bei vorhandener Asthmaveranlagung. Äußere Anzeichen können sein: Blässe, ziemlich eingefallene Wangen und tiefliegende Augen. Es handelt sich hierbei um einen kräftigen Husten mit starkem Auswurf.

Hepar sulfuris (D4 und D6)
Bei Beschwerden im Bereich der Luftwege ist Hepar sulfuris als sogenanntes Polychrest (Mehrzweckmittel) angezeigt. Es paßt zum „lockeren" Husten mit weißlichem bis gelblichem Schleim. Nehmen Sie dieses Mittel aber nie bei festsitzendem, *trockenem* Husten; dabei würde sich der Zustand eher verschlimmern.

Ambra (D4 bis D6)
Dies ist eines der besten Mittel gegen nervösen Reizhusten. Es paßt vor allem zu jüngeren oder aber ganz alten Personen; besonders etwas nervöse Frauen können durch Ambra Linderung erfahren. Häufig tritt ein solcher Reizhusten auch zu Zeiten auf, in denen verschiedenes ansteht – sei es geschäftlich, sei es familiär – was zu unbewußten Spannungen führt.

Mittel bei Halsentzündung

Hepar sulfuris (D6)
Dieses Präparat wirkt ausgezeichnet, wenn im Hals weißliche Punkte auftauchen (nicht zu verwechseln mit Mandelentzündung, wo weiße Pfröpfe auf den Mandeln sichtbar werden). Wird Hepar sulfuris richtig angewendet (d.h. vier- bis sechsmal täglich eine Tablette, am ersten Tag sogar viermal nacheinander zwei Tabletten), kann das Mittel in einigen Fällen an die Stelle eines Antibiotikums treten. Führen Sie die Behandlung sieben Tage durch, und nehmen Sie nach Abklingen der Entzündung noch drei Wochen lang dreimal täglich eine Tablette Silicea D12.

Hepar sulfuris ist eine Schwefelverbindung. Schwefel wirkt reinigend. Früher schwefelte man ja bekanntlich Flaschen und andere Gefäße immer aus, ehe man sie mit Obstsaft bzw. Einlegeware füllte. Schwefel paßt vornehmlich zu dem im 4. Kapitel beim Süßholz beschriebenen Typ. Hepar sulfuris zeitigt die besten Erfolge bei Menschen mit sehr empfindlicher Haut.

Apis (D3 bis D6)
Dieses Mittel – es handelt sich dabei um homöopathisch verdünntes Bienengift – wirkt entzündungshemmend. Für alle entzündlichen Prozesse, die irgendwie an die Folgewirkungen eines Bienenstichs erinnern, kommt eine Behandlung mit Apis in Frage. Typisch dabei ist ein stechender und brennender Schmerz – insbesondere, wenn bei Entzündungen der Hals hochrot verfärbt ist und gleichzeitig stechende Schmerzen auftreten. Der Hals muß also förmlich „glühen", daß man – wie man so sagt – „ein Ei darauf backen könnte". Nehmen Sie dieses Mittel drei- bis viermal täglich vor den Mahlzeiten, sofern der Zustand des Halses überhaupt erlaubt, etwas zu essen. Fasten ist übrigens besser. Mit Wasser verdünnte Fruchtsäfte sind empfehlenswert.

Echinaforce
Diese Tinktur wird aus Echinacea purpurea hergestellt. Es ist beachtlich, was für eine entzündungshemmende Wirkung diese Pflanze ausübt. Bei Erkältung, Grippe, fieberhaften Prozessen, Mittelohr-, ja sogar Blinddarmentzündung erweist dieses Mittel sehr gute Dienste. Sobald sich eine Halsentzündung anbahnt, verwende man sofort Echinaforce – zuerst 20 bis 25 Tropfen in etwas Wasser. Die gleiche Dosis nehme man nach einer Stunde abermals, dann nach zwei Stunden 20 Tropfen, nach drei Stunden 15 Tropfen und danach vier- bis fünfmal täglich 15 bis 20 Tropfen. Vielfach kommt dann eine Halsentzündung gar nicht voll zum Ausbruch, d. h. sie wird im Keime erstickt. Das ist dann zwar sehr schön, wir müssen aber doch

versuchen, den Körper bei seinen durch die beginnende Halsentzündung zum Ausdruck gebrachten Reinigungsbestrebungen zu unterstützen. So sollte denn außer der eigentlichen Heilbehandlung auf eine bescheidene und gesunde Lebensführung geachtet werden. Darauf komme ich im nächsten Kapitel noch zu sprechen.

Auch bei *Mandelentzündung* kommt eine Verwendung von Echinaforce und Hepar sulfuris in Betracht. Anwendung und Dosierung entsprechen den obigen Empfehlungen.

Mittel gegen Heiserkeit

Arum triphyllum (D3 bis D6)
Wenn die Heiserkeit auf eine durch Sprechen oder Singen bedingte Kehlkopfüberanstrengung zurückzuführen ist, empfiehlt sich Arum triphyllum ganz besonders. Der Betreffende spricht dann zuweilen als hätte er einen „Bart“ (im Hals), dann wieder klingt seine Stimme hoch, danach möglicherweise ganz tief. Normales Sprechen ist jedenfalls unmöglich. Man kann das Präparat dreimal täglich einnehmen. Achten Sie aber stets auf die Ursachen. Es kann z. B. eine totale Änderung der Sprechtechnik (gegebenenfalls sogar unter Zuhilfenahme von Sprachstunden) erforderlich werden.

Bryonia (D4 bis D6)
Ein Mittel gegen Heiserkeit als Folge von (vor allem trockenem) Husten und Kehlkopfentzündung. Der Kehlkopf ist dann derart empfindlich, daß der Patient beim Husten schier unerträgliche Schmerzen erleidet. Bryonia paßt besonders zum cholerischen (aufbrausenden, temperamentvollen) Typ. Im allgemeinen sind die besten Erfolge bei hageren Menschen mittleren Alters zu erzielen.

Es gibt noch verschiedene andere Mittel gegen Heiserkeit. Sie wirken sich jedoch so stark auf die Gesamtverfassung des Menschen aus, daß es unverantwortlich wäre, sie ohne vorherige Rücksprache mit einem Homöopathen zu verwenden.

Mittel gegen Erkältung

Echinaforce
Siehe bei den Mitteln gegen Halsentzündung.

Sulfur (D6)
Es gibt Menschen, die besonders anfällig für Erkältungskrankheiten sind. Vielfach handelt es sich dabei um den skrofulösen Typ. Hauptverantwortlich dafür dürfte eine gewisse Ängstlichkeit sein. Solche Menschen trauen sich kein entspanntes Leben zu. Beim geringsten Vorfall verkrampft sich gewissermaßen alles in ihnen, und sie harren verzagt der Dinge, die da kommen werden. Kälte hat auf solche Geschöpfe einen denkbar ungünstigen Einfluß, da sie ihr keinen Widerstand zu bieten vermögen. Sie empfinden sie sozusagen wie einen Schlag ins Gesicht und bekommen prompt eine Erkältung. Der „Schwefel-Typ" hat ferner nicht selten eine recht empfindliche Haut mit Neigung zu Schuppenbildung und ekzematösen Veränderungen (verminderte Nierenfunktion als Folge psychischer Frustrationen).
Der hier geschilderte Menschenschlag kann bei häufig auftretenden Erkältungen drei- bis viermal täglich fünf Körnchen Sulfur D6 nehmen.

Euphrasia (D1 bis D2)
Die Augentrost-Tinktur wirkt – wie schon der Name andeutet – insbesondere auf die Augen. Dr. Voorhoeve zufolge ist sie ein bewährtes Mittel bei häufigem Niesen, tränenden Augen und wäßrigen Absonderungen der Nase. Drei- bis viermal täglich fünf bis zehn Tropfen sind empfehlenswert.

Mittel gegen Nasenbluten

Hamamelis (D2)
Die aus Rinde, Zweigen und Wurzeln des Virginischen Zauberstrauches hergestellte Tinktur ist ei-

nes der besten Mittel gegen Blutungen. Ihre Wirkung entspricht etwa der der Arnika. Man verwendet sie mit gutem Erfolg bei hochdruckbedingtem Nasenbluten.
Nasenbluten bei Kindern kann man durch *Natrium nitricum* D2 zum Stehen bringen.

Über die Verwendung homöopathischer Mittel und ihre Bezugsquellen

Man nimmt homöopathische Mittel in Form von Körnchen (Globuli), Tinkturen (Dilutionen) oder Tabletten. Von den Tinkturen benötigt man im allgemeinen etwa fünf Tropfen, am besten eine Viertelstunde vor der Mahlzeit. Von den Körnchen nimmt man jeweils fünf Stück und von den Tabletten eine.
Das ist eine vereinfachte Richtlinie. In akuten Fällen kann man die Intervalle zwischen den einzelnen Verabreichungen allmählich vergrößern; d. h. man beginnt mit einstündigem Abstand; nach zweimaligem Einnehmen schaltet man eine zweistündige Pause ein, dann eine vierstündige, um schließlich nur noch drei- bis viermal täglich eine Dosis zu nehmen. Wenn das Mittel „anschlägt", merkt man dies; man spürt aber auch, wenn die Wirkung nachzulassen beginnt – und hieraus kann man selbst ersehen, wann wieder eine Einnahme erfolgen sollte.

Beruhigung

Erschrecken Sie nicht, wenn die Beschwerden nach Einnahme eines bestimmten Mittels zunehmen. Dies ist gerade ein Anzeichen dafür, daß das richtige Präparat verwendet wurde. Meist verschlimmert sich der Zustand, bevor die Besserung einsetzt. Tritt jedoch keine Verschlechterung des Zustandes ein, besagt das andererseits nicht, daß das Mittel unwirksam wäre.

Nahezu alle homöopathischen Präparate sind in Apotheken erhältlich, wenngleich nicht immer vorrätig; dann kann man sie jedoch bestellen.
Ihr Apotheker kann Ihnen sicher auch Auskunft darüber erteilen, in welcher Form (Tinktur, Körnchen, Tabletten usw.) das Mittel im Handel ist. Da die hier genannten Präparate für gewöhnlich nur kurzfristig benötigt werden, genügt die Beschaffung von 10 ml bzw. 10 g.

6. Unsere tägliche Nahrung als Arznei

„Es ist ein trockner Bissen, daran man sich genügen läßt, besser denn ein Haus voll Geschlachtetes mit Hader." (Die Sprüche Salomons 17, 1)

Eigentlich sollte ein Kapitel über die Ernährung am Anfang dieses Büchleins stehen. Man kommt nämlich mehr und mehr zu der Überzeugung, daß ein Großteil der Krankheiten durch mangelhafte oder falsche Ernährung entsteht.

Bahnbrechend auf diesem Gebiet war der bekannte schweizerische Arzt und Ernährungswissenschaftler Maximilian Oskar Bircher-Benner (1867–1939), der seine Erkenntnisse durch zahlreiche Veröffentlichungen breiten Bevölkerungskreisen vermittelte. Bedauerlicherweise hat die Schulmedizin aus seinen Erfahrungen keine Lehre gezogen. Denn wenn man sich die Speisezettel bzw. -karten mancher Krankenhäuser ansieht, muß man sich wirklich fragen, inwieweit Schulmediziner überhaupt Vorstellungen von einem echten Heilungsprozeß haben. Es ist ein Jammer, daß die so fortschrittliche und zweifellos erfolgreiche Wissenschaft von ihrer Ausschließlichkeit und Überlegenheit dermaßen überzeugt ist, daß sie viele alte und bewährte natürliche Heilverfahren einfach negiert. Seit langem bewegt mich immer wieder die Frage, weshalb die Schulmedizin so wenig bereit ist, die Erfahrungen und Erkenntnisse der Naturheilkunde zu akzeptieren und sie in ihr Denken, Handeln und Behandeln einzubeziehen. Wenn man Hand in Hand arbeiten würde, könnte man damit wahrscheinlich der Menschheit einen großen Dienst erweisen. Heilen ist ja eine am Menschen orientierte Tätigkeit, die vom Menschen im Dienste des Menschen ausgeübt wird – die Bestätigung des wissenschaftlichen Charakters rangiert erst an letzter Stelle.

Um unsere tägliche Nahrung ist es nicht gerade gut bestellt. Was die Zusammensetzung betrifft, mag es noch angehen; hinsichtlich der Natürlichkeit unserer Lebensmittel liegt freilich alles um so mehr im argen. Die Konserven-, Tiefkühl-, Dosen- und Fertiggerichtproduzenten lachen sich ins Fäustchen: „Bequem und sättigend“ lautet ja die Losung vieler Zeitgenossen. Es würde zu weit führen, im Rahmen dieses Büchleins eine ausführliche Ernährungslehre vorzustellen; vielleicht ist dem Leser aber mit einer Handvoll wichtiger Hinweise ebenso gedient.

Bei einer gesunden und natürlichen Nahrung müssen wir im wesentlichen dreierlei beachten:

1. Die Nahrung enthält Vitamine, Mineralstoffe usw.
2. Die Nahrung enthält Stoffe, die zu einer sauren Reaktion im Körper führen (Harnsäurebildung).
3. Die Nahrung enthält Stoffe, die zu einer basischen Reaktion im Körper führen.

Um diese drei Fakten geht es also bei unserer Ernährung. Es versteht sich, daß die Nahrung ausreichend Vitamine und Spurenelemente enthalten sollte. Wir finden sie zur Genüge in frischem Gemüse, Obst, Milch und Milchprodukten. Führen wir unserem Körper dies oder jenes nicht zu, treten sogenannte „Mangelkrankheiten“ auf, wie früher Beriberi bei Vitamin-B_1-Mangel oder Skorbut beim Fehlen von Vitamin C.

Heutzutage fallen Vitaminmangelerscheinungen nicht mehr so ins Gewicht, wenngleich sie sicher auch noch auftreten.

Das Problem unserer Zeit ist dafür bei den Säurebildnern zu suchen. Wir verzehren nämlich gegenwärtig reichlich Stoffe, die zu Harnsäurebildung im Körper führen, vornehmlich tierische Eiweißarten. Solange mit ihnen zusammen in ausreichender Menge Basenbildner genossen werden, ist nichts dagegen einzuwenden. Dies ist aber leider häufig nicht der Fall. Fleisch „krönt“ (nach Auffassung vieler) die Mahlzeit. Schlimmer noch ist die „Chips- und Frikadellen-Seuche“; denn so gut

wie alles, was am Kiosk zu essen verkauft wird, kann als potentieller Krankmacher angesehen werden – Rheuma, Gicht, Nierenleiden, Migräne, Arterienverkalkung, Herzbeschwerden, psychische Störungen usw. stehen ins Haus. Vor allem säurebildende Lebensmittel gefährden die Gesundheit. Auch Kaffee, Tee und Alkohol gehören dazu. Da der Körper außerstande ist, das Übermaß an Harnsäure zu neutralisieren, wird diese in sogenannten „Depots" abgelagert. Harnsäuredepots befinden sich vornehmlich im Bereich der Gelenke und teilweise im Muskelgewebe.
Wenn jemand ein paar Fastentage einlegt, fühlt er sich zunächst meist ziemlich mau, da der Körper sich der überschüssigen Harnsäure entledigt, d. h. erst einmal dem Blut zuführt und dann mittels der Nieren ausschwemmt. Je miserabler man sich bei einer solchen Fastenkur fühlt, desto nötiger hatte man sie. Frisches Gemüse, Obst und Vollkornprodukte ergeben im Körper eine basische Reaktion. Sie tun ihm ganz besonders gut, weil sie – in ausreichender Menge genossen – keinen Harnsäureüberschuß aufkommen lassen und entsprechende Folgeerscheinungen verhindern.

Nach diesen allgemeinen Bemerkungen wollen wir uns beschäftigen mit

unserer Nahrung und unseren Atmungsorganen

Bei den Ausführungen über die verschiedenen Kräuter wurde schon erwähnt, daß eine enge Verbindung zwischen der Kondition unseres Darmes und der unserer Atmungsorgane besteht. Ein gut „funktionierender" Darm ist also wichtig für das gute „Funktionieren" der Atmungsorgane. In England sagt man sogar gelegentlich, der Tod hause im Darm. Die Verbindung zum Atem leuchtet uns bei der Überlegung ein, daß wir beim Sterben ja unseren letzten Atemzug tun bzw. die letzte Luft ausstoßen.

Das, was viele Menschen heutzutage essen, dürfte unseren Därmen nicht sonderlich behagen. Vor allem der übermäßige Zuckerkonsum fördert Gärungsprozesse – kein Wunder also, wenn der Darm „sauer wird". Auch der steigende Verzehr tierischer Nahrungsmittel stellt eine Belastung für den Darm dar. Er ist nämlich nicht entsprechend eingerichtet, d. h. er ist dafür zu lang. Der Darm eines echten Fleischfressers ist kurz, weil bei ihm der Verdauungsprozeß weniger Zeit benötigt. Unser relativ langer Darm ist ein Beweis dafür, daß der Mensch besser zur Verdauung pflanzlicher Nahrungsmittel geeignet ist. Pflanzliche Nahrung braucht – nicht zuletzt durch ihren hohen Zelluloseanteil – wesentlich länger für den Verdauungsprozeß als Fleisch und Fleischprodukte. Zahlreiche Halskrankheiten sind die Folge eines versäuerten (Dick-)Darminhalts. Man muß folglich auf eine „sinnvolle Darmpflege" bedacht sein.

Wer zur Erkrankung der Atmungsorgane neigt, sollte möglichst wenig *Zucker* (und somit alle zuckerhaltigen Gerichte und Erzeugnisse) sowie wenig *tierisches Eiweiß und Fett* zu sich nehmen. Frisches Gemüse (tunlichst roh) und Obst hingegen sind für ihn geradezu lebenswichtig.

Vielleicht lassen Sie sich einmal die folgenden sieben Ernährungsgrundsätze durch den Kopf gehen; sie können für Sie bei der Zusammenstellung der Mahlzeiten hilfreich sein.

1. *Essen Sie stets mehr Basenbildner als Säurebildner.*

Basenbildner sind alle (möglichst roh zu verzehrenden) Gemüse- und Obstarten. Säurebildner sind alle (besonders tierisches) Eiweiß enthaltenden Nahrungsmittel sowie Fette.

2. *Essen Sie möglichst wenig konservierte und „verfeinerte" Lebensmittel.*

Es ist ganz gleich, welchen Konservierungsmethoden Nahrungsmittel unterzogen wurden, ihr Wert ist dadurch geschmälert. Vor allem die Vitamine fallen der Haltbarmachung zum Opfer. Häufig werden den Speisen dann noch Aromastoffe und drgl. beigegeben. Mögen solche Zusätze auch gesetzlich geregelt und kontrolliert werden, so dürfen wir doch nicht vergessen, daß chemisch erzeugte und naturfremde Stoffe nie gesundheitsförderlich sind. Inwieweit sie unserem Körper schaden, wollen wir dahingestellt sein lassen; darüber mag sich jeder selbst seine Gedanken machen.

3. *Essen Sie vorzugsweise Vollkornprodukte.*
Den Schweinen geht es im Grunde besser als den Menschen. Sie bekommen nämlich das Wertvollste des Korns, die Kleie. Der Mensch – heute mehr denn je erpicht auf „schönes, weißes Mehl" – entblödet sich nicht, die besten Bestandteile, die sich im Keim und unter der Schale des Getreidekorns befinden, zu entfernen und an Vieh zu verfüttern. Aber freilich, wir sind ja zivilisiert! Und darüber vergessen wir zu leicht, daß solche „hochveredelten" Erzeugnisse letztlich eine große Belastung für unseren Körper darstellen und ein Feind unserer Gesundheit sind.

4. *Essen Sie möglichst wenig Zucker und andere Süßigkeiten.*
Zucker führt zu Gärungsprozessen im Darm und kann wertvolle sonstige Bestandteile unserer Nahrung vollkommen unwirksam machen. Wenn Sie Ihre Gelüste nach etwas Süßem gar nicht bezwingen können, nehmen Sie dann wenigstens (braunen) Rohzucker. Besser noch wäre Honig. Ein Löffelchen Honig in Pfefferminztee schmeckt köstlich.

5. *Kochen Sie Gemüse nicht in Wasser.*
Durch das Kochen in Wasser gehen dem Gemüse viele wertvolle Bestandteile verloren. Und häufig landen lebenswichtige Substanzen dann sogar im Rinnstein. Dämpfen Sie Ihr Gemüse statt dessen in einer Deckelpfanne oder Kasserolle mit etwas gutem (kaltgepreßtem) Pflanzenöl. Dadurch verringert sich auch die Garzeit.

6. *Verwenden Sie zu jeder Mahlzeit ein wenig Fett (Öl).*

Der Zusatz von etwas Fett – wie wenig dies auch sein mag – fördert die Verdauung ganz erheblich. Nehmen Sie aber ausschließlich kaltgepreßte Pflanzenöle. Sie sind zwar ziemlich teuer, dafür jedoch um so ergiebiger.

7. *Essen Sie nur, wenn Sie wirklich Hunger (und nicht Appetit) haben.*

Wenn einen nach etwas gelüstet, kann dies die Folge einer inneren Unzufriedenheit sein oder auch ein Zeichen dafür, daß der Nahrung irgendwelche vom Körper benötigten Stoffe fehlen. Gönnen Sie Ihren Verdauungsorganen zwischen zwei Mahlzeiten die nötige Ruhe. Sie selbst werden ja auch nicht gerne bei der Arbeit gestört.

Versuchen Sie, unter Berücksichtigung dieser Richtlinien Ihre Ernährung möglichst abwechslungsreich zu gestalten. Dabei sollten Sie auch bedenken, daß die Redensart „eine Kette ist so stark wie ihr schwächstes Glied" sich direkt auf unser Essen übertragen läßt: Der gesundheitliche Wert unserer Nahrung ist so groß wie die kleinste Menge eines vom Körper benötigten Stoffes. Ein Ernährungsschema – mag es sonst auch noch so natürlich und ausgewogen sein – taugt nichts, wenn darin eine für die Gesundheit unbedingt erforderliche Substanz fehlt.

Am Ende dieses Kapitels möchte ich noch in tabellarischer Form aufzeigen, welche gängigen Lebensmittel (stichprobenweise) zu Basen- und welche zu Säureüberschuß führen. (Die Übersicht ist dem Buch von N. Bos *Natuur en gezondheid* [Natur und Gesundheit], Verlag De Driehoek, Amsterdam, entnommen.)

Es lohnt sich, mit diesen Angaben praktisch zu experimentieren. Wie beim ersten Ernährungsratschlag angeführt, sollte unser Essen mehr Basen- als Säurebildner enthalten. Anhand der (leider sehr lückenhaften) Liste können Sie in etwa ersehen, welche Basenbildner Sie als Gleichgewicht

zu welchen Säurebildnern in die (Ernährungs-) Waagschale legen können. Wenn Sie beispielsweise geschälten Reis (ungeschälter wäre natürlich besser), der mit 72,5 % stark säurebildend ist, mit ausreichend Tomaten, Möhren oder Gurken ergänzen, ist der Säureüberschuß schon kompensiert. Säurebildner schaden also nicht, sofern sie nur mit genügend Basenbildnern gekoppelt werden. Ist dies allerdings nicht der Fall, entsteht durch den sich bildenden *Säureüberschuß* eine lebensbedrohliche Situation, da bekanntlich ein Großteil der Krankheiten auf Harnsäureüberschuß zurückzuführen ist. Wer nicht die nötige Phantasie hat und sich doch näher mit dieser wichtigen, ich möchte fast sagen lebenswichtigen, Materie befassen will, findet wertvolle Hinweise in den Veröffentlichungen Bircher-Benners, die mit ihren ausgezeichneten Rezepten und Hinweisen einen Niederschlag der an der Bircher-Benner-Klinik in Zürich gemachten praktischen Erfahrungen darstellen. In dieser Krankenanstalt basiert die Behandlung der Patienten weniger auf Verabreichung von Medikamenten als vielmehr auf einer ganz individuell zusammengestellten natürlichen Ernährung (Diät). Überwinden Sie also in bezug auf Ihre Mahlzeiten die Bequemlichkeit und die Lauheit, zu denen ein trügerischer Komfort verführt, und entdecken Sie wieder echte „Lebens-Mittel"! Das sollte doch eine Herausforderung für jeden bewußt lebenden Menschen sein!
Wohl bekomm's!

Rüben	78,5%	21,5%
Pflaumen	76,5%	23,5%
Tomaten	75,0%	25,0%
Kopfsalat	75,0%	25,0%
Feigen	74,5%	25,5%
Möhren	71%	29,0%
Gurken	64,5%	35,5%
Kartoffeln	63%	37,0%
Äpfel	62,5%	37,5%
grüne Bohnen	62,0%	38,0%
Kohlrabi	58,5%	41,5%
Pilze	56,5%	43,5%
Weißkohl	56,0%	44,0%
Spinat	54,5%	45,5%
Milch	53,5%	46,5%
Kakao	48,0%	52,0%
weiße Bohnen	45,0%	55,0%
Butter	44,0%	56,0%
Speck	43,0%	57,0%
Margarine	42,5%	57,5%
Weizenmehl	41,5%	58,5%
Haferflocken	41,0%	59,0%
Linsen	38,0%	62,0%
Schellfisch	31,0%	69,0%
mag. Rindfl.	29,0%	71,0%
Weißbrot	28,0%	72,0%
geschälter Reis	27,5%	72,5%
Eier	27,0%	73,0%

50 %-Linie

Basen: ░ Säuren: □

7. Kleines Vademecum und Schlußbetrachtung

Wenn Sie nicht bereit sind, die eigentlichen Ursachen eines Übels zu erkennen und zu beseitigen, dürften Ihnen ein Kraut oder anderweitige homöopathische Mittel kaum helfen. Kräuter wirken keine Wunder, sie selbst sind Wunder. Sie sind Wunder kosmischer (sprich natürlicher) Ausgewogenheit. Wer sich in den Wundern der Natur spiegeln will, wird die Natur nicht zur Erzielung „spektakulärer Heilungen" benutzen. Die wirkliche Heilung vollzieht sich in Ihnen selbst. Die Erkenntnis einer disharmonischen Lebensweise, die letztlich zu körperlichen Beschwerden oder Leiden geführt hat, ist einziger Ansatzpunkt und einzige Möglichkeit, eine *echte* Heilung herbeizuführen, eine Heilung also, die ganz individuell auf Ihre Wesensart und Ihre Verhältnisse abgestimmt ist. Da jede Pflanze von der Art her gesehen in Charakter und Struktur ein in sich geschlossenes Ganzes darstellt und unter den verschiedenen Pflanzen sicherlich auch ein Kraut ist, das ganz speziell Ihrer Situation entspricht, muß man bei der Verwendung von Planzen stets vom *Menschen als Ganzem* ausgehen. Kräuter kann man niemals in der gleichen Weise verwenden wie eine schmerzlindernde oder blutdrucksenkende Tablette. Kräuter bedeuten auch für den Menschen mehr. Sie verfügen – abgesehen von ihren pharmakologischen Eigenschaften – noch über solche Eigenschaften, die sich mit den heutigen wissenschaftlichen Methoden kaum erfassen lassen. Wir müssen die Kräuter als Beispiele von Harmonie und Ausgewogenheit ansehen.

Die Zusammenstellung von körperlichen Beschwerden und ihnen zuzuordnenden Kräutern paßt folglich nicht so recht zu den in diesem Büchlein gemachten Ausführungen. Eine solche Liste wird häufig auch falsch gehandhabt. Wenn man krank ist,

sollte man nicht stupide das nächstbeste der angegebenen Mittel ausprobieren, ohne zu überlegen, ob und warum es in Ihrem Fall geeignet ist. Lesen Sie deshalb stets genau, was über das vorgesehene Mittel gesagt ist, ehe Sie sich zu seiner Verwendung entschließen.
Helfen wird Ihnen nämlich nur *das* Präparat, das zu Ihnen und Ihrer ganzen Situation paßt. Nur dann wird nämlich der Kern des Problems erfaßt. Noch eins: Versuchen Sie nie, irgendwelche (äußerliche) Symtome mit Hilfe von Medikamenten o. drgl. zu kaschieren, zu verdrängen oder zu unterdrücken. Äußerlich ist dann vielleicht nichts mehr zu sehen, doch des Übels Wurzel *bleibt* und mit ihr das Risiko eines Wiederauflebens der leidigen Beschwerden.

Asthma	Wegerich
(nervös bedingt):	Zwiebel
	Alantwurzel
	Fenchel
Astmathische	Alantwurzel
Bronchitis:	Kiefer
	Sonnentau
	Thymian
	Ipecacuanha
Heuschnupfen:	Gundermann
Heiserkeit:	Arum triphyllum
	Bryonia
Grippe:	Echinaforce
	Hepar sulfuris
	Huflattich
	Lindenblütentee
	(schweißtreibend)
Husten	Thymian
(mit festsitzendem	Zwiebel
Schleim):	Sonnentau
	Kiefer
	Huflattich
	Süßholz
	Ipecacuanha
chronischer Husten	
mit zähem Schleim:	Zwiebel

nervöser, trockener Husten:	Fenchel Wegerich Ambra (bei Reizhusten)
Hustenkrämpfe:	Ipecacuanha Magnesium phosporicum D6 (dreimal täglich 1 Tablette)
verschleimte Atemwege:	Alantwurzel Allium-/Thymus-Tinktur
Keuchhusten:	Fenchel Ambra Sonnentau Thymian
Halsentzündung:	Salbei Hepar sulfuris Echinaforce (!) Apis Huflattich Kiefer Süßholz Silicea D12 (zur Nachbehandlung)
Mandelentzündung:	Hepar sulfuris Echinaforce Silicea D12 (zur Nachbehandlung)
„schwache" Lungen (skrofulöser Typ):	Gundermann Süßholz
Lungenentzündung:	Hepar sulfuris D4 Echinaforce Lungenkraut oder Silicea D12 (zur Nachbehandlung)
Lungenentzündung bei kleinen Kindern, vor allem nach Entfernung der Mandeln:	Außer den üblichen Mitteln gebe man Argentum metallicum D6. *(Am ersten Tag vier- bis fünfmal eine Tablette, dann dreimal täglich eine Tablette, nach vier Tagen einmal täglich eine Tablette, nach sieben Tagen nur noch jeden zweiten*

	Tag eine Tablette bis zu zwei Wochen nach Beginn der Behandlung.)
Erkältung:	Echinaforce Sulfur Huflattich Euphrasia *(über Nacht eine kleingewürfelte Zwiebel auf einem Schälchen neben das Bett stellen)*
Nasenbluten:	Hamamelistinktur
Pleuritis:	Bryonia Tannenharztee

Bei allen Erkrankungen der Luftwege empfiehlt sich besonders die Verwendung folgender *Gemüsearten*:

Porree	Gurken
Zwiebeln	Sellerie
Endivien	Petersilie
Chicorée	Möhren
Knoblauch	

Hülsenfrüchte sollten nur mit Maßen verzehrt werden, vor allem weiße Bohnen. Tee aus getrockneten Bohnenschoten ist jedoch sehr gut, besonders für den gesamten Stoffwechselprozeß.

Schlußbetrachtung

Der Mensch ist ursprünglich gut und hat in sich eine Natur des Himmels.

(Meng-tse)

Vielleicht kommt der Ausspruch den diesem Büchlein zugrunde liegenden Gedanken sehr nahe. Es geht ja um die Art und Weise, in der wir, die wir als Menschen dem ganzen Kosmos teilhaftig sind, mit unseren Lebensumständen (so auch mit unseren Mitmenschen) und uns selbst ins reine kommen. Schon als Kind wird der Mensch „gehärtet“, um den Stürmen des Lebens trotzen zu können.

Wir vergessen darüber nur, daß es ja der Mensch selbst ist, der solche „Lebensstürme" hervorruft. Härte und Wehrbarkeit sind eigentlich höchst überflüssig, da der Mensch, wenn er sich seiner Fähigkeiten und Werte bewußt würde, durchaus zu einem harmonischen Zusammenleben mit anderen imstande wäre. Dieses Büchlein ist denn auch nicht als „Alternative" gedacht; es wurde für Menschen geschrieben, die den menschlichen Aspekt unseres Daseins richtig zu gewichten und zu schätzen verstehen. Nicht Wissen und nicht Wissenschaft werden den Menschen seiner Probleme und Beschwerden entheben. Gegenseitiger Respekt, den wir als *Liebe* bezeichnen könnten, ist der Schlüssel zu einem harmonischen Zusammenleben.

Kräuter existieren demnach auch nicht ausschließlich, um gebraucht, sondern auch ein bißchen, um geliebt zu werden. Wenn wir zu lieben fähig sind, wird das, was wir respektieren (also lieben), nicht vernachlässigt.

In den Niederlanden gibt es eine Redewendung, *„wer Wasser trinkt, denke an die Quelle"*. Wir könnten sie auch auf die Kräuter anwenden: Wer Heilung erfährt, denke voller Liebe an den Spender.

Zweifellos werden manche beim Lesen solcher Gedankengänge die Auffassung vertreten, daß das alles auf Suggestion beruhe. Dazu läßt sich nur eines sagen: Solche Menschen haben offensichtlich noch nicht erkannt, daß LIEBE (jawohl, in ganz großen Buchstaben geschrieben) vielleicht die größte überhaupt existierende Suggestivkraft ist. Und ein Mensch-sein ohne Liebe ist wie ein Tag ohne Sonne!

Zum Schluß noch ein guter Tip: „Doktern" Sie nicht lange an einer Krankheit herum. Wenn die erhofften Heilerfolge ausbleiben, sollten Sie sich von einem erfahrenen Homöopathen beraten lassen. Erzählen Sie ihm ruhig, was Sie hier gelesen haben, und wie Sie über den Komplex „Heilung" denken. Versuchen Sie Ihren Gesprächspartner aber nicht davon zu überzeugen, daß Sie recht haben. Sie müssen ja davon ausgehen, daß der Arzt nur

Ihr Bestes will. Und ein Arzt, der dem, was Heilung im Grunde ist, aufgeschlossen gegenübersteht, wird Sie bestimmt nicht scheel angucken, wenn Sie ihm berichten, was Sie von sich aus schon unternommen haben, um eine Besserung der Situation herbeizuführen. Schließlich sollte ein Arzt ja die Denkweise und Gesinnung seiner Patienten berücksichtigen. Es wäre wünschenswert, das Bibelwort

„Ein fröhlich Herz macht das Leben lustig;
aber ein betrübter Mut vertrocknet das Gebein"

in jedes Wartezimmer zu hängen.